Ergebnisse der Anatomie und Entwicklungsgeschichte
Advances in Anatomy, Embryology and Cell Biology
Revues d'anatomie et de morphologie expérimentale
Springer-Verlag·Berlin·Heidelberg·New York

This journal publishes reviews and critical articles covering the entire field of normal anatomy (cytology, histology, cyto- and histochemistry, electron microscopy, macroscopy, experimental morphology and embryology and comparative anatomy). Papers dealing with anthropology and clinical morphology will also be accepted with the aim of encouraging co-operation between anatomy and related disciplines.

Papers, which may be in English, French or German, are normally commissioned, but original papers and communications may be submitted and will be considered so long as they deal with a subject comprehensively and meet the requirements of the Ergebnisse.

For speed of publication and breadth of distribution, this journal appears in single issues which can be purchased separately; 6 issues constitute one volume.

It is a fundamental condition that manuscripts submitted should not have been published elsewhere, in this or any other country, and the author must undertake not to publish elsewhere at a later date.

25 copies of each paper are supplied free of charge.

Les résultats publient des sommaires et des articles critiques concernant l'ensemble du domaine de l'anatomie normale (cytologie, histologie, cyto et histochimie, microscopie électronique, macroscopie, morphologie expérimentale, embryologie et anatomie comparée. Seront publiés en outre les articles traitant de l'anthropologie et de la morphologie clinique, en vue d'encourager la collaboration entre l'anatomie et les disciplines voisines.

Seront publiés en priorité les articles expressément demandés nous tiendrons toutefois compte des articles qui nous seront envoyés dans la mesure où ils traitent d'un sujet dans son ensemble et correspondent aux standards des «Résultats». Les publications seront faites en langues anglaise, allemande et française.

Dans l'intérêt d'une publication rapide et d'une large diffusion les travaux publiés paraitront dans des cahiers individuels, diffusés séparément: 6 cahiers forment un volume.

En principe, seuls les manuscrits qui n'ont encore été publiés ni dans le pays d'origine ni à l'étranger peuvent nous être soumis. L'auteur d'engage en outre à ne pas les publier ailleurs ultérieurement.

Les auteurs recevront 25 exemplaires gratuits de leur publication.

Die Ergebnisse dienen der Veröffentlichung zusammenfassender und kritischer Artikel aus dem Gesamtgebiet der normalen Anatomie (Cytologie, Histologie, Cyto- und Histochemie, Elektronenmikroskopie, Makroskopie, experimentelle Morphologie und Embryologie und vergleichende Anatomie). Aufgenommen werden ferner Arbeiten anthropologischen und morphologisch-klinischen Inhaltes, mit dem Ziel die Zusammenarbeit zwischen Anatomie und Nachbardisziplinen zu fördern.

Zur Veröffentlichung gelangen in erster Linie angeforderte Manuskripte, jedoch werden auch eingesandte Arbeiten und Originalmitteilungen berücksichtigt, sofern sie ein Gebiet umfassend abhandeln und den Anforderungen der ,,Ergebnisse'' genügen. Die Veröffentlichungen erfolgen in englischer, deutscher oder französischer Sprache.

Die Arbeiten erscheinen im Interesse einer raschen Veröffentlichung und einer weiten Verbreitung als einzeln berechnete Hefte; je 6 Hefte bilden einen Band.

Grundsätzlich dürfen nur Manuskripte eingesandt werden, die vorher weder im Inland noch im Ausland veröffentlicht worden sind. Der Autor verpflichtet sich, sie auch nachträglich nicht an anderen Stellen zu publizieren.

Die Mitarbeiter erhalten von ihren Arbeiten zusammen 25 Freiexemplare.

Manuscripts should be addressed to/Envoyer les manuscrits à/Manuskripte sind zu senden an:

Prof. Dr. A. Brodal, Universitetet i Oslo, Anatomisk Institutt, Karl Johans Gate 47 (Domus Media), Oslo 1/Norwegen.

Prof. W. Hild, Department of Anatomy, The University of Texas Medical Branch, Galveston, Texas 77550 (USA).

Prof. Dr. R. Ortmann, Anatomisches Institut der Universität, 5 Köln-Lindenthal, Lindenburg.

Prof. Dr. T.H. Schiebler, Anatomisches Institut der Universität, Koellikerstraße 6, 87 Würzburg.

Prof. Dr. G. Töndury, Direktion der Anatomie, Gloriastraße 19, CH-8006 Zürich.

Prof. Dr. E. Wolff, Collège de France, Laboratoire d'Embryologie Expérimentale, 49 bis Avenue de la belle Gabrielle, Nogent-sur-Marne 94/France.

Ergebnisse der Anatomie und Entwicklungsgeschichte
Advances in Anatomy, Embryology and Cell Biology
Revues d'anatomie et de morphologie expérimentale

42 . 3

Editores
A. Brodal, Oslo · W. Hild, Galveston · R. Ortmann, Köln
T. H. Schiebler, Würzburg · G. Töndury, Zürich · E. Wolff, Paris

Friedrich Tischendorf

Zur Geschichte der Milzforschung

Rückblick und Ausblick

Dem Andenken ROBERT HERRLINGERs (1914—1968)

Mit 18 Abbildungen

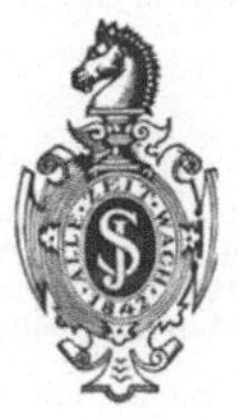

Springer-Verlag Berlin Heidelberg New York 1970

Professor Dr. med. Friedrich Tischendorf

Prosector und wissenschaftlicher Rat
am Anatomischen Institut
der Universität zu Köln

ISBN-13: 978-3-540-04796-4   e-ISBN-13: 978-3-642-48115-4
DOI: 10.1007/ 978-3-642-48115-4

Zur Geschichte der Milzforschung

Rückblick und Ausblick

> „Die Milz ist das enfant terrible unter unseren Körperorganen (und) immer noch ein Zankapfel der Gelehrten" (vgl. Charles Drelincourt, 1711): für den Medizinhistoriker „eine Delikatesse, ein Thema, an dem er die großen allgemeinen Krankheitslehren von der Antike bis in die Gegenwart durchspielen kann."
> Herrlinger (1965)*

Die eigentliche Geschichte der Milzforschung beginnt mit dem klassischen Altertum. Die vorausgegangenen Epochen (wie die späteren datiert nach Diepgen, 1949/1955; Aschoff, Diepgen und Goerke, 1960; Herrlinger und Kudlien, 1965) der sumerischen, babylonischen und assyrischen Medizin (ca. 5000—538 v. Chr.) und ihre im wesentlichen humoralpathologischen Anschauungen können hier ebenso übergangen werden wie die altpersische (ca. 1000—300 v. Chr.) und die ihr in manchem ähnliche altisraelitische (ca. 1000 v. Chr. bis 600 n. Chr.) Medizin. Die altägyptische Medizin (ca. 3200—568 v. Chr.) mit ihren — trotz der Einbalsamierungen — noch ziemlich dürftigen Anatomiekenntnissen enthält schon Andeutungen der für die spätere Einstellung zur Milz so bedeutsam gewordenen empedokleischen Elementenlehre. Stark pneumatisch beeinflußt ist auch die ebenfalls rein spekulative Anatomie und Physiologie der altchinesischen Medizin (Anfänge zwischen 3700 und 1800 v. Chr., Blütezeit 206 v. Chr. bis 220 n. Chr.): Jedem der 5 Elemente — Holz, Feuer, Erde, Metall, Wasser — entspricht ein Hauptorgan — Leber, Herz, Milz, Lunge, Niere. Diesen sind Hilfsorgane beigegeben; für die Milz fungiert als solches der Magen. Die chinesischen Lehren dringen zwischen 96 v. Chr. und 709 n. Chr. über Korea nach Japan ein, das erst zwischen 1187 und 1615 n. Chr. eine eigene medizinische Richtung mit auffällig starkem hippokratischen Einschlag entwickelt. Die brahmanische Periode (ca. 800 v. Chr. bis 1000 n. Chr.) der altindischen Medizin wird von der „Dreisäftelehre" — Galle, Schleim, Wind — beherrscht und zeigt in der Frage der Milz gewisse Anklänge an die griechischen Vorstellungen. Über die altamerikanische Medizin (vor 1500 n. Chr.) ist bisher nur wenig bekannt, doch finden sich auch hier weniger solidar- als humoralpathologische Gedankengänge.

---

* Neben zahlreichen eigenen Notizen liegen dieser Abhandlung vor allem Angaben Herrlingers und seiner Mitarbeiter zugrunde (Herrlinger, 1956, 1958a, b, 1965; Lerner, 1957; Mahlenbrey, 1959; Schöner, 1964; Herrlinger und Kudlien, 1967; Kudlien, 1967, 1969).

Von Haus aus *Anatom*, befaßte sich Herrlinger von seiner Dissertation (1938) an mit der mikroskopischen Anatomie der Milz (1947, 1948, 1949, 1950a, b, 1951/52, 1957), um sich später — als *Medizinhistoriker* — auch der Geschichte der Milzforschung zuzuwenden, mit der sein Name fortan in zweifacher Hinsicht verbunden bleibt. 1966 sah er auf meine Bitte hin den nachstehenden historischen Abriß kritisch durch und fand ihn „sehr ansprechend" — nur sich selbst „allzu häufig zitiert" (Brief vom 27. 6. 66). Diese Bescheidenheit gehört ebenso zum Bilde Herrlingers wie sein langjähriges Wirken als praktischer *Arzt* [vgl. den Nachruf von Röhrich (1968)].

Wenn die altorientalische Medizin über die Ansammlung von Einzelkenntnissen und -heilmaßnahmen nicht hinauskam, so vor allem deswegen, weil die „Überschätzung der Tradition durch fortwährendes Mitschleppen des Althergebrachten das Neue nur soweit aufkommen ließ, wie es sich ohne weiteres dem Alten anfügte. Es bedurfte also eines von einem anders gearteten Geiste beseelten Volkes, um diese Hemmungen zu überwinden und dadurch die Medizin auf eine höhere Stufe der Vollendung zu heben. Dieses Volk aber waren die Griechen" (Meyer-Steineg, 1928; vgl. Schumacher, 1965), die — folgt man Kudlien (1967; s. dagegen Freerksen, 1968) — auch schon das Experiment als Forschungsmethode kannten. Eine befriedigende Vorstellung vom tatsächlichen Wissen des griechisch-römischen Altertums ist freilich infolge der nur spärlich überlieferten Originaltexte und der Unzuverlässigkeit späterer Kommentare kaum zu gewinnen (vgl. Lerner, 1957), und es fragt sich (vgl. Kudlien, 1967), „ob wir überhaupt berechtigt sind, (erst) mit den Griechen anzufangen. Bekanntlich wird das von mancher Seite bezweifelt, und G. Sarton, Klassiker der Medizingeschichte, hat rundheraus erklärt: It is childhood to assume that Science began in Greece" (Lüth, 1969).

Die bei Hippokrates, Aristoteles, Plato, Plinius, Galen u. a. sich findenden Äußerungen zur Anatomie und Physiologie der Milz hat S. L. Steinheim („Doctrina veterum de liene, ex locis medicorum principum digesta", 1833) zusammengestellt, J. C. H. Giesker (1835) zitiert anhand von 177 Abbildungen die Anschauungen der alten Ärzte über die Milz, und auch H. Gray (1854) bezieht sich in seiner berühmten Milzmonographie auf die antiken Quellen.

Die vorhippokratische Periode der griechischen Medizin (ca. 1000—450 v. Chr.) geht aus empirischen Anfängen (homerische Volksmedizin) über ein theurgisches Zwischenstadium (Asklepiadenschulen) um 600 v. Chr. in das Zeitalter der Naturphilosophie über. Sie gipfelt in der Theorie des Empedokles (ca. 490—430 v. Chr.) von den vier Elementen — Feuer, Wasser, Erde, Luft — bzw. den vier Primärqualitäten (Alkmaion) — Hitze, Feuchtigkeit, Trockenheit, Kälte. Demokritos (460—370 v. Chr.), dem Begründer der atomistischen Weltanschauung, wird der Ausspruch zugeschrieben, die Milz sei durch eine Verirrung der Natur entstanden, Prometheus habe sie in der Trunkenheit erschaffen. Auch spätere Jahrhunderte haben „die abenteuerlichsten Hypothesen über die Bedeutung der Milz für den Organismus aufgestellt...; sie waren zum größten Teil rein spekulativer Natur, nur über die Entbehrlichkeit des Organs und die Möglichkeit, ohne Milz zu leben, bestanden" — nach Hirschfeld und Mühsam (1930) — „niemals Zweifel" (vgl. S. 9, 17, 46).

Hippokrates' (460—377 v. Chr.) Verdienst ist es, „durch eine naturwissenschaftliche Fundamentierung der Lehre von den Körpersäften die Medizin von der Philosophie getrennt und zu einer selbständigen Disziplin erhoben zu haben" (Hofmeier, 1958; vgl. Rothschuh, 1952). Die der dogmatischen Periode der hippokratischen Medizin (ca. 450—300 v. Chr.) angehörende „Viersäftelehre" des Humoralpathologen Polybos teilt jedem der vier Kardinalsäfte — Blut ($\alpha \tilde{\imath} \mu \alpha$ Haima), Schleim ($\varphi \lambda \acute{\varepsilon} \gamma \mu \alpha$ Phlegma), helle Galle ($\chi \acute{o} \lambda \eta \varrho \alpha$ Cholera), dunkle Galle ($\mu \varepsilon \lambda \alpha \gamma \chi o \lambda \acute{\iota} \alpha$ Melancholia) — deren Eukrasie Gesundheit, deren Dyskrasie Krankheit bedeutet, ein bestimmtes Organ zu: Herz, Gehirn, Leber, Milz. In den aus Knidos stammenden „Vier Büchern von den Krankheiten" tritt an die Stelle der dunklen Galle das Gewebswasser ($\H{v}\delta \varrho \omega \psi$ Hydrops), das die Milz gleich einem Schwamm über ihre Venen aus Magen und Leber aufsaugt und durch Stagnation in schwarze Galle verwandelt.

In manchen modernen Interpretationen (z. B. Vogel, 1956) wird der Hydrops geradezu mit der Melancholie identifiziert, „als ob es sich um einfache Synonyme ($\mu \acute{\varepsilon} \lambda \alpha \iota \nu \alpha \; \chi o \lambda \acute{\eta}$ der koischen Schule = $\H{v}\delta \omega \varrho$ bzw. $\H{v}\delta \varrho \omega \psi$ der knidischen Schule) handele". Auch ist die Möglichkeit durchaus einzuräumen, „daß die Milz den Rohstoff zur Melancholia aus der Leber empfängt und daß dieser Rohstoff meist auch schon Melancholia (atra bilis) genannt wird". Im übrigen stecken hinter der Vorstellung von der Milz als einem Wasserspeicher („Trinkt der Mensch viel, so schwillt die Milz. Bekommt er Ödeme, so versagt die Milz".) natürlich reale ärztliche Erfahrungen: „Potatoren bekommen eine Lebercirrhose, diese macht eine Milzhypertrophie" (Hippokrates, ed. Kapferer: Die Krankheiten, IV. Buch, XX/25 — vgl. S. L. Steinheim: Doctrina veterum de liene. Hamburg 1833, pag. 22). Auch paßt die schwammartige Konsistenz der Milz gut zu einer derartigen Speicherfunktion (Herrlinger, 1965).

Mit der Behauptung, der Genuß stehenden Wassers lasse die Milz stärker anschwellen als der fließenden Wassers[1], stellt die Schrift „Von der Umwelt" zwischen Wasser und Milz dieselbe direkte Beziehung her, wie es die hippokratische Lehre ganz allgemein mit der Außenwelt und dem menschlichen Organismus tut (vgl. v. Brunn, 1946, 1947). Wenn auch die physiologische Beurteilung der Milz im Corpus hippocraticum nicht einheitlich ist — „sie steht einmal im Dienste des Wasserhaushaltes, indem sie das Wasser aus dem Magen anzieht und speichert, zum anderen aber ist sie die Bereitungsstelle der schwarzen Galle und wird von den Faeces des Blutes ernährt" (Lerner, 1957) — so spielt die Milz doch als eines der vier Kardinalorgane in der Nosologie der Antike eine ungleich größere Rolle als in der heutigen Krankheitslehre.

Ein moderner Rekonstruktionsversuch des „Viererschemas" (Abb. 1), wie ihn unlängst Schöner (1964) aufgrund einer kritischen Untersuchung zur Entstehung und Weiterentwicklung der antiken „Viersäftetheorie" unternommen hat, „zeigt die klassischen Temperamente in ein Weltgebäude von Makrokosmos und Mikrokosmos eingeordnet. Die Milz und ihr Produkt, die schwarze Galle, haben darin ihren festen Platz. Die Milz ist der Erde zugeordnet; die Melancholie hat die Qualitäten Trocken und Kalt. In einem erweiterten kosmischen Programm, das auch die Planeten mit einbezieht, ist der Saturn mit der Melancholie verknüpft und damit auch mit der Milz. Albrecht Dürers berühmter Kupferstich, den er Melancolia I nannte, spielt in diese Gedankenwelt hinein, die das Mittelalter bis tief in die Renaissance ... beherrscht hat" (Herrlinger, 1965; vgl. Klibansky, Panofsky und Saxl, 1964; über Paracelsus' Stellung zur Säftelehre s. Pagel, 1962).

In Platons (427—347 v. Chr.) „Timaios" erscheint die Milz als „dienstbarer Geist" der Leber, die ihrerseits das Zentrum der vegetativen Funktionen darstellt. Aufgabe der Milz ist es, unter rhythmischer An- und Abschwellung die in der Leber anfallenden Schlacken in ihrer geräumigen Höhlung ($\varepsilon\dot{v}\varrho v\chi o\varrho \acute{\iota}\alpha$ Eurychoria) aufzunehmen. Die Milz reinigt (um nicht zu sagen: entgiftet) also die Leber. Auch bei Aristoteles (384—322 v. Chr.) steht das Organ insofern im Dienste der Leber, als es wie diese der Blutbildung obliegt. Im 16. und 17. Jahrhundert wurde dieser aristotelische Gedanke wieder aufgegriffen und trat damit in Gegensatz zur herrschenden galenischen Lehre (vgl. S. 17).

Die Gestalt der Milz wird bei den antiken Schriftstellern „mit dem Fußtritt eines Menschen, einer Kälber- oder ... Schweinezunge verglichen. Ihre Lage befindet sich gegenüber der Leber neben dem Magen, unterhalb des Zwerchfelles. Auch die Variabilität der Größe war bekannt, sowohl beim selben Lebewesen als auch bei den verschiedenen Tierarten... Von dieser zutreffenden Sachkenntnis über Lage und Form heben sich die Ansichten über die Gefäßversorgung in seltsamem Kontrast ab. Danach werden Leber und Milz im Gegensatz zu den Nieren nur von Venen versorgt. Es werden besondere Beziehungen zu den Gefäßen der gleichen Körperhälfte angenommen. Darauf baute sich die therapeutische Konsequenz auf,

---

1 „Beim Genuß schlechten, sumpfigen Wassers erkrankt die Milz. Wenn wir an die Kausalkette Sumpf, Moskito, Malaria und Milzschwellung denken, so erweist sich erneut die Erfahrung der griechischen Ärzte als die Quelle ... ihrer Theorien" (Herrlinger, 1965).

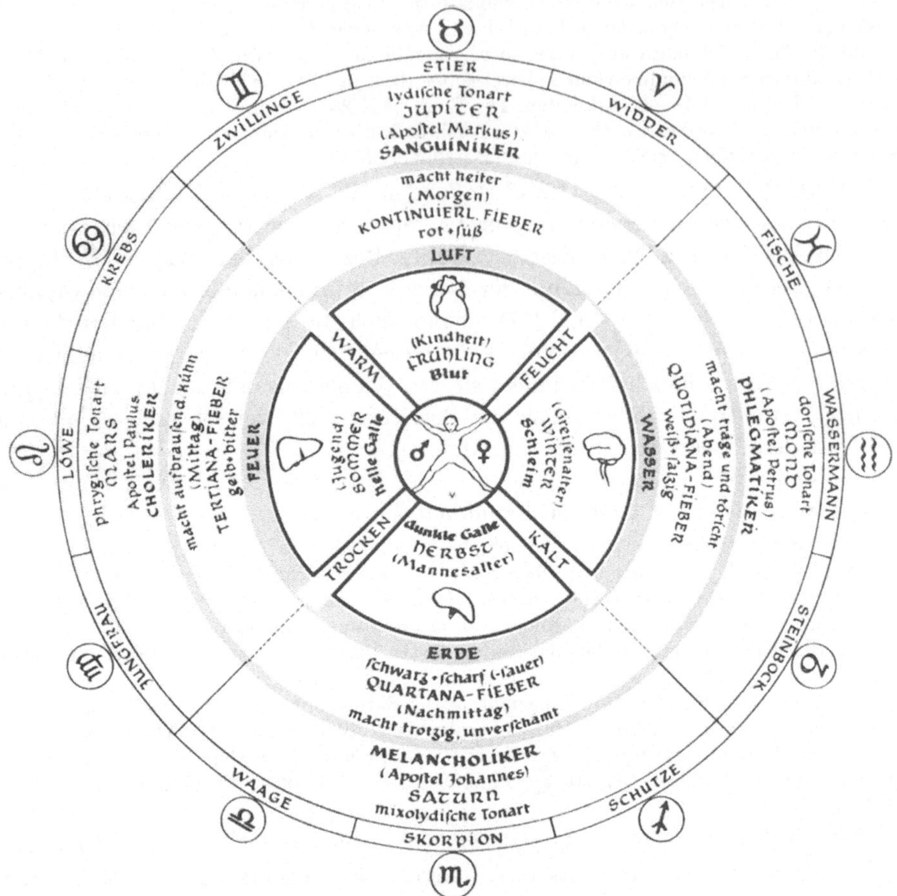

Abb. 1. Die historische Entwicklung des Viererschemas in der antiken und mittelalterlichen Humorallehre. Im inneren Kreis die vier Kardinalsäfte und die zu ihnen gedachten Beziehungen, soweit sie sich (allerdings nirgends zusammen) in den verschiedenen Schriften des Corpus hippocraticum finden; zwischen den beiden grauen Kreisen die Erweiterungen bei Galen und Pseudo-Galen; außerhalb des dünnen grauen Kreises sind Zutaten des Mittelalters eingezeichnet. Nach Schöner (1964) aus Herrlinger (1965)

daß bei Leberkrankheiten rechts und bei Erkrankungen der Milz links zur Ader gelassen wurde[2]... Die dunklere Farbe gegenüber der Leber galt vielen als Beweis für die Beziehung zur schwarzen Galle. Selbst Kuriositäten wie Agenesie, Doppelbildungen und Fälle von Situs inversus werden berichtet. Der innere Aufbau der

---

2 „Die Milzader schlagen", war jahrhundertelang üblich (Herrlinger, 1958b): „... klagt er sich aber auff der linken Seiten/so schlage ihm auff der linken Seiten die Miltz-Adern" (Felix Würtz, Basel, 1514?—1574?). Gemeint ist die V. basilica, die am rechten Arm Leber-, am linken Milzader hieß. Sie entspringt als „Salvatella" (vgl. Joseph Hyrtl, 1880, 1889) an der Kleinfingerseite aus dem Rete venosum dorsale manus. Charles Estienne nennt in seinem Atlas (1545) die Vene zwischen linkem 4. und 5. Finger „Vena splenetica", und „Utrum in lienis affectibus secanda sit vena ad annularem digitum sinistrae manus" ist der Titel einer Paduenser Streitschrift von 1567.

Milz wird mit ‚weich‘, ‚zart‘, ‚faserig‘, ‚spinngewebsähnlich‘ umschrieben und einem
Schwamme oder ... Bimsstein verglichen" (Lerner, 1957).

Das indogermanische Stammwort (altindisch „plihán") der beiden antiken Synonyme für
Milz — lateinisch „lien", aus dem Griechischen entlehnt „splen" ($\sigma\pi\lambda\dot{\eta}\nu$) — bezeichnet etwas
Weiches, Breiiges; davon abgeleitet das altfranzösische „esplen" [neufranzösisch vulgär „mou"
(mollis = weich), wissenschaftlich „rate" (spanisch soviel wie Honigfladen, vielleicht aber auch
auf die retikuläre Struktur des Organs bezogen)] und das englische „spleen" (vgl. S. 10).
Im ältesten deutschen Wörterbuch (8. Jahrhundert) heißt es: „das" (bis ins 19. Jahrhundert;
oberdeutsch: „der") „miltzi", von germanisch „melt" (verwandt mit „Malz"; angelsächsisch,
dänisch und holländisch „milt", schwedisch „mjelte", italienisch „milza", spanisch und portu-
giesisch „melsa") = weich, aber auch — auf die vermeintliche Funktion der Milz gemünzt —
erweichend, schmelzend, im übertragenen Sinne verdauend (Herrlinger, 1958b; vgl. Volkmann,
1951; Tischendorf, 1956a, 1969).

In der Schrift „Über die Weichteile", die — im Vorstellungskreis Heraklits
(um 500 v. Chr.) wurzelnd (vgl. S. 28) — gewissermaßen die Entwicklungsgeschichte innerhalb des Corpus hippocraticum vertritt, heißt es über die Entstehung
der Milz: „Mit dem Warmen und Klebrigen blieb sehr viel vom Warmen, sehr
wenig vom Kalten zurück; von diesem (dem Kalten) nur so viel als nötig war,
das Klebrige zur Gerinnung zu bringen. Das Klebrige sind die Fasern in der Milz ..."
(Herrlinger, 1958b). Mit den „Fasern", die hier auf die Blutgerinnung zurück-
geführt werden, sind unsere heutigen Trabekel gemeint. Der in alexandrinischer
Zeit entstandene „Parenchym"begriff erklärte sie nachträglich für Gefäße; eine
Fehldeutung, deren Auswirkungen noch im 16. und 17. Jahrhundert zu spüren sind.
Die um 180 v. Chr. in die Schule der Empiriker mündende alexandrinische
Medizin (ca. 300—50 v. Chr.) war es auch, die auf Grund der Erfahrungen an
Splenektomierten die Milz für entbehrlich erklärte — lediglich dazu bestimmt,
das linke Hypochondrium auszufüllen und so der Leber das Gleichgewicht zu
halten. Eine Auffassung, die sich noch in J. Riolans d. Jüngeren „Anthropo-
graphia" (1618) findet und vor allem die bildliche Darstellung der Milz bis weit
über das Mittelalter hinaus beeinflußt hat (vgl. Herrlinger, 1967; Wolf-Heidegger und Cetto, 1967). Besonders Erasistratos (310—250 v. Chr.), der zusammen
mit Herophilos (um 300 v. Chr.) die Obduktion menschlicher Leichen zur Grundlage des Anatomie- und Medizinstudiums überhaupt machte, vertrat die Meinung,
die Milz sei an sich unnütz und habe lediglich eine Balancefunktion, da sie ja
ohne Schaden entfernt werden könne.

Erasistratos' Gleichgewichtshypothese — über die sich bereits Galen, der Erneuerer des
hippokratischen Lehrgebäudes, lustig machte — erscheint vielleicht etwas weniger absurd, wenn
man bedenkt (vgl. Neuburger, M.: Geschichte der Medizin, I, Stuttgart 1906), „daß in der
Antike die Malaria so weit verbreitet war, daß eine Splenomegalie vermutlich zum geradezu
normalen Befund gehörte" (Herrlinger, 1965). Auch die bei Holländer (1912; s. Hofmeier,
1958, Abb. 8) abgebildete altrömische Stele mit ihrer heute fehlenden — der Widmung nach
silbernen — Votivmilz wurde wahrscheinlich von einem Malariakranken gestiftet (vgl. auch
S. 14). Die Gleichgewichtslehre ist noch zu Ausgang des Mittelalters lebendig gewesen: Zahl-
reiche Holzschnitte aus der Zeit um 1500 (z. B. „Anatomia Mundini ... per Joannem Dryan-
drum", Marburg 1541) zeigen „Leber und Milz als etwa gleich große Organe im Oberbauch ...
Nach einer hochmittelalterlichen Vereinfachung dieses Vergleichs spielt der Magen dabei die
Rolle eines Wägebalkens und die Aorta entspricht der Gleichgewichtsnadel" (Herrlinger,
1965, Abb. 2).

Plinius d. Ältere (23—79 n. Chr.) schreibt in seiner „Historia naturalis": Die
Milz „ist zuweilen ein Hindernis beim Laufen, wird deshalb den Läufern, welche

daran leiden, gebrannt. Auch sollen selbst Tiere, denen man sie herausgeschnitten
hat, am Leben bleiben" (Wittstein, 1881; zit. n. Hirschfeld und Mühsam, 1930).
Freilich vergeht mit der Exstirpation der Milz dem Menschen auch das Lachen;
denn: „Cor ardet, pulmo loquitur, fel commovet iras, splen ridere facit, cogit
amare jecur". Daß der Volksglaube (vgl. Fußnote 11, S. 24) den Sitz des Lachens
in die Milz [„organon risus" (Serenus Sammonicus)] verlegte, hängt vielleicht mit
ihrer zwerchfellnahen Lage oder der ihr zugeschriebenen Fähigkeit zusammen, das
Blut von schlammigen, trübe stimmenden Beimischungen zu befreien. Versagt die
Milz, so dominiert die dunkle Galle, d. h. der Mensch wird melancholisch. Galen —
der „Vater des Temperamentsbegriffes" (Creutz und Steudel, 1948) — hat diese
Vorstellung in seine auf der hippokratischen Viersäftetheorie basierende Lehre von
den vier Temperamenten übernommen, und kraft seiner Autorität hat sich die
Einteilung der Menschen in Sanguiniker, Choleriker, Melancholiker und Phleg-
matiker bis in unsere Tage hinein erhalten.

Zur Geschichte der Melancholie (Lypemanie) und Hypochondrie sowie des Spleen (Lit.
bei Herrlinger, 1958b; Hofmeier, 1958):

Melancholiker haben nach Hildegard von Bingen (1099—1177; deutsche Ausgabe von
Bühler, 1922) „eine richtige Liebe zu niemand; immer sind sie bitter, habsüchtig und unver-
nünftig, in der Lust ausschweifend und mit den Weibern wie die Esel. Lassen sie zuweilen
von der Lust, dann werden sie leicht im Kopfe krank und wahnsinnig. Frönen sie jedoch
im Umgang mit Frauen ihrer Lust, dann leiden sie nicht an Kopfschmerzen, aber ihre Umar-
mungen, die sie maßvoll mit den Frauen vollziehen sollten, sind ein Verkümmern, haßvoll
und todbringend wie die von reißenden Wölfen. Melancholikerinnen „sind in ihren Gedanken
windig und ausschweifend ..., haben mageres Fleisch, große Adern, mittelmäßige Knochen
und ein Blut, das mehr Fäulnis als gesundes Blut enthält. Ihr Teint ist eisengrau und
schwarz". Im „Regimen Sanitatis Salernitanum" (um 1300; deutsche Ausgabe von 1547) heißt
es: „Die viert Complex, Melancoley / Macht boshaft, traurig, still dabei / Sie wachen und lern,
getrauen nicht wol / Seind Eigensinns, Furcht und Neides voll / Seind geizig, karg und nicht
ohn List / Ihr Farb fast schwarz und erdfarb ist". Auch eine „Gesundheitsregel" aus späterer
Zeit (Theodor Zvinger, Basel 1705) nennt den Melancholiker „grillisierend, gelb, häßlich,
falsch und tückisch". Marsilius Ficinus [1433—1499; Kanonikus in Florenz, der „manchmal
aus Armut die Medizin trieb" (Jöchers Gelehrtenlexikon, 1726)] dagegen verweist auf Plato
und Aristoteles, nach deren Urteil die Melancholiker „also in der vernunft und hochsinnigkeit /
alle anderen übertreffen ..." Nach Ficinus (erste deutsche Ausgabe von Johann Adelphus,
Straßburg 1505), aber auch Leonhart Fuchs (1501—1566) u. a., befällt die Melancholie vor
allem die Gelehrten, „die sich so fleißlich ergeben der ler und weißheit / und das gemüt von den
sichberlichen (sichtbaren) dingen sich abziehen und suchen unsichberlich und große Werk ..."
Mit Johann Wolfgang von Goethe (1749—1832) gesprochen: „ein Kerl, der spekuliert, / ist wie
ein Tier, auf dürrer Heide / Von einem bösen Geist im Kreis herumgeführt, / Und rings herum
liegt schöne, grüne Weide" (Faust, 1. Teil, 1806).

Als „neue Krankheit" (Hofmeier) erscheint um die Wende vom 17. zum 18. Jahrhundert
die Hypochondrie, so genannt, weil sie im (linken) Hypochondrium ($\dot{v}\pi o\chi\acute{o}v\delta\varrho\iota ov$) „unter den
Rippen (knorpeln) und in den Visceribus des Unter-Leibes meistentheils ihre Grausamkeit
ausübt" (Friedrich Hoffmann, 1660—1727). Sie heißt auch „Seiten- oder Milzweh", rührt
von zuviel Magensäure und schlechtem Geblüt her und läßt die Kranken schließlich melancholisch werden.

Der Spleen wird um 1770 aus England „im Sinne von Grille oder extravaganter Laune ...
in die deutsche Sprache als Fremdwort eingeführt. Der spleenige Engländer taucht in der
Literatur der Goethezeit immer wieder auf. In seiner anspruchsvollen Milzmonographie „Of the
Spleen, its Description and History, Uses and Diseases" meint ... William Stukeley (1687—1765)
im Jahre 1723, der Spleen sei ein Folge von Stauung in der Milz — die klassische griechische
Melancholia ist hier noch ein gängiger physiologischer Begriff — und ... vom Spleen (würden)
vor allem gescheite, gelehrte Leute und insbesondere geistreiche Frauen ergriffen" (Herrlinger). Kurz gesagt: "What formerly was the seat of joy is become a topic of grief to the
moderns" (Stukeley), eine — in übertragenem Sinne — noch heute übliche Wendung (z. B.

MacKenzie, Whipple und Wintersteiner, 1941). Carl Julius Weber schreibt um 1830 in seinem „Demokritos": „Spleen ist der Stiefbruder des Humors und der erste Grad der Hypochondrie", und der französische Irrenarzt Jean Etienne Dominique Esquirol (1772—1840) hat uns eine ausführliche Beschreibung des Spleen als Geisteskrankheit hinterlassen. Im Brockhaus-Lexikon von 1847 heißt es: „Spleen (engl.) die Milz — wird im gewöhnlichen Leben für eine gewisse, zum Theil körperliche, mehr jedoch geistige Krankheit gebraucht, welche viel Ähnlichkeit mit der Hypochondrie, einer unbestimmten Art Melancholie hat, die oft zum Selbstmord führt und gewöhnlich als engl. Nationalkrankheit bezeichnet wird." Eine ähnliche Definition findet sich noch 1893 in Meyers Lexikon. „In Knaurs Lexikon von 1932 lesen wir ‚Spleen: engl. Schrulle, Verschrobenheit' — nichts mehr von einer Milzkrankheit" (Hofmeier).

Der Spleen ist inzwischen aus der offiziellen medizinischen Psychologie wieder verschwunden, Hypochondrie und Melancholie jedoch sind noch heute gängige Begriffe (vgl. Kretschmer, 1961, 1963).

Um 100 v. Chr. faßt die griechische Medizin endgültig in Rom Fuß, und Asklepiades und die ihm folgenden Methodiker vollziehen den Übergang von der Humoral- zur Solidarbiologie bzw. -Pathologie; in der griechisch-römischen Medizin wird die Milz u. a. in den Schriften von Rufus Ephesius, Aretaeus und Paulus Aegineta erwähnt. Im 1. nachchristlichen Jahrhundert gewinnen unter dem Einfluß der pneumatischen Schule immer mehr dynamische Überlegungen die Oberhand, bis schließlich Galenos von Pergamon (129—199 n. Chr.) die verschiedenen Richtungen der antiken Medizin im Sinne des Eklektizismus zu einem umfassenden System (vgl. Siegel, 1968) vereinigt, das fast $1^1/_2$ Jahrtausende das medizinische Denken und Handeln bestimmen sollte.

In seiner Lehre von der Milz (vgl. Rothschuh, 1952) bezieht Galen die praktisch-anatomischen Erfahrungen der alexandrinischen Medizin in das überkommene hippokratische Gedankengut ein: Die Verbindung von Leber und Milz — deren beider Zusammenhang mit der V. portae schon Aristoteles bekannt war — bewerkstelligen die Vasa lienalia. Noch in den frühen (im Gegensatz zu den späteren noch nicht nach anatomischen Präparaten angefertigten) Zeichnungen Leonardos da Vinci (1452—1519) sieht man jeweils zwei parallellaufende Gefäße geradlinig oder leicht gebogen die Leber mit der Milz verbinden (s. Englert, 1936; Braunfels-Esche, 1961). Der Aufnahme des Wassers aus dem Magen bzw. der Abgabe der dunklen Galle in den Magen dient bei Galen ein Gefäß ($\dot{\alpha}\gamma\gamma\varepsilon\tilde{\iota}o\nu$), das als „Vas breve" (oder „meatus") auf kürzestem Wege die Milz mit dem Magen verbindet. Antike Abbildungen des Vas breve (oder der Vasa brevia) sind zwar nicht überliefert, aber noch im 16. Jahrhundert begegnet man Darstellungen dieses von Galen postulierten, de facto gar nicht vorhandenen Gefäßes. In den spätmittelalterlichen Abbildungen (z. B. bei Magnus Hundt: Anthropologium de hominis dignitate, natura et proprietatibus; Leipzig, 1501) erscheint die Milz als Anhängsel des flaschenförmigen Magens, durch einen Stiel — eben das Vas breve — mit ihm verbunden (vgl. Sudhoff, 1908). Carolus Stephanus (Charles Estienne, gest. 1564) und Stephanus Rivierius (Estienne de la Rivière, gest. 1569) lassen die V. lienalis bogenförmig an der Milz vorbei zum Magen ziehen, unterwegs einige Seitenäste zum Milzhilus abgeben und schließlich mit ihrem Endast — dem Vas breve — die dunkle Galle zur Kardiagegend des Magens befördern (Abb. 2).

„Vas a liene deferens atram bilem in orificium ventriculi" (Charles Estienne: De dissectione partium corporis humani libri tres, Paris 1545, pag. 185 ff. und figg. pagg. 175 und 180). „Ob die Pariser Anatomen von 1545 diese kleinen Milzvenen" — die heutigen Vv. gastricae breves („short gastric veins"), die bekanntlich bei Pfortaderhochdruck unter Umkehrung des Blutstromes (also von der Milz zum Magen und zum Oesophagus) als portocavale Anasto-

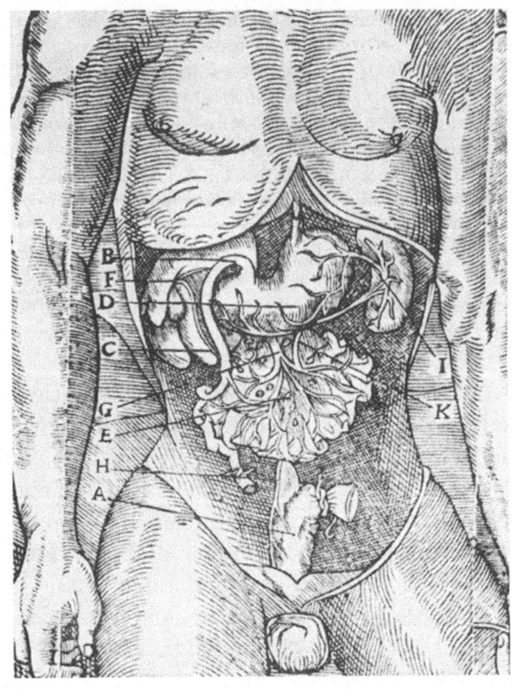

Abb. 2. Die galenisch-alexandrinische Vorstellung der Pfortader, der Milzader und des Vas breve. *G* Stamm der Vena portae; *I* „Ursprung des Gefäßes, das die dunkle Galle von der Milz zum Magenmund hinführt". Aus Carolus Stephanus, De dissectione partium corporis humani libri III. Paris 1545. Nach Herrlinger (1958b; vgl. 1965)

mosen fungieren — „nach pathologischen Präparaten beobachtet haben oder durch die Brille des Galen sahen, läßt sich heute nicht mehr entscheiden" (Herrlinger, 1965), ist aber zweifellos eine für den Historiker sehr reizvolle Frage.

„Die Quintessenz der galenischen Anatomie ist die Hypothese, der menschliche Organismus sei vom Schöpfer für seine physiologischen Funktionen so sinnvoll wie möglich gebaut" (Herrlinger, 1958b; vgl. May, 1968). Infolgedessen lehnt es Galen auch ab, in der Milz[3] lediglich eine Art Gegengewicht zur Leber

3 Die Herkunft des vielzitierten, angeblichen Galen-Wortes „mysterii plenum organon" scheint dunkel. Es findet sich offenbar weder im griechischen Urtext noch in den lateinischen Galen-Übersetzungen [Auskunft des hiesigen Institutes für Geschichte der Medizin (Prof. Dr. Katner): s. Putscher, 1968a] und auch nicht in dem umfangreichen historischen Milzkapitel Albrecht v. Hallers (Elementa Physiologiae Bd. VI, Buch 21). Herr Prof. Dr. F. Kudlien (Kiel) schreibt mir dazu folgendes: „Haller zitiert sehr gern bonmotartige Formulierungen, und besonders an den Schluß seines Milzkapitels hätte das … gesuchte Zitat sehr gut gepaßt — wenn es von Galen wäre. Ich habe persönlichen Zweifel, daß Galen die Milz so bezeichnet haben sollte; gerade er hatte ja sehr dezidierte Anschauungen über die Funktionen der Milz und vertrat sie in seiner Polemik gegen Erasistratos auf das heftigste. Ich kann mir nicht vorstellen, daß er (dem es darum ging, die Ansicht von der ,Nutzlosigkeit' der Milz zu widerlegen) irgendwo ihren geheimnisvollen Charakter als solchen so betont herausgestellt hätte" (Brief an den Verf. vom 14. 4. 1969). — Wie dem auch sei, auch uns Heutigen [s. u. a. Heilmeyer, 1965 (vgl. S. 16); Kühnau, 1965 (vgl. S. 30)] ist die Milz noch immer ein rätselhaftes Organ: „Although the spleen is present in all vertebrates and conseqently must have provided significant survival advantage for more than 300 millions years, its essential role in the body economy remains enigmatic" (Kalpaktsoglou, Yunis und Good, 1968).

zu erblicken. Ihre Aufgabe sei vielmehr die Reinigung der ihr über die V. lienalis zugeführten, letztlich aus dem Darmchylus stammenden Säfte der Leber. In dem porösen Milzinneren mit seinen „Cavernulae" oder „Cellulae" vermenge sich das erdige, schmutzige Leberblut mit dem vom „Pneuma" durchsetzten, flüchtigeren arteriellen Blut, mit dem die Milz ungleich besser versorgt werde als die Leber. Was die Milz von dieser Mischung nicht zu ihrer eigenen Ernährung verwendet, scheidet sie nach Galen in Form der schwarzen Galle über das Vas breve in den Magen ab. Die „bilis atra" (oder der „Succus melancholicus") stellt indessen kein bloßes Exkret dar, sondern wirkt durch ihren sauren Charakter tonisierend und adstringierend auf den Magen. Ein Defizit an schwarzer Galle verursacht Anorexie, die demgemäß von der galenischen Medizin kausal durch medikamentöse „Öffnung" der „verstopften" Milz oder — im Sinne einer Substitutionstherapie — durch Stomachica behandelt wird. Wie die Milz von den Ausscheidungen der Leber das Dickflüssige weiter verarbeitet, so erhält die Harnblase das Dünnflüssige — weshalb Galen die Milz funktionell mit den Harnorganen vergleicht und [wie später, auf ihm fußend Paracelsus (vgl. Scheidegger, 1946)] zusammen mit der Gallenblase, den Nieren und Ureteren zu den Ausscheidungsorganen rechnet. Schon vor Galen brachte man die Milz auch mit dem Eisenstoffwechsel — würden wir heute sagen — in Verbindung; denn die therapeutische Verwendung des Eisens bei Splenomegalien (vgl. S. 9) wurde damit motiviert, daß in Schmieden gehaltene Hunde auffällig kleine Milzen hätten (Celsus, Plinius; zit. n. Starkenstein, 1930)[4].

Dank Galen ist die Milz — nachdem sie in der Zwischenzeit die ihr von Polybos (S. 6) zugewiesene, wichtige Rolle wieder eingebüßt und in der hellenistischen Medizin sogar als völlig funktionlos gegolten hatte — „am Ende der Antike ... einer der vier Pfeiler, auf denen das Gebäude der Humorallehre aufgerichtet war. Allenthalben finden wir auch heute noch Trümmer, die sich bei näherer Betrachtung als Teile dieser Humorallehre erweisen. In seinen Grundzügen hat dieses Hypothesenfundament Teile der griechischen (weniger die römische!) Medizin getragen, anschließend in einem streng scholastisch gegliederten System die mittelalterliche Heilkunde; und die Medizin der Renaissance, die zunächst die alten Griechen wiederentdeckte und sich dann stark genug fühlte, sie mit ihren eignen Waffen, der Naturbeobachtung, zu schlagen, blieb von ihr zunächst beherrscht. Erst die Barockmedizin und ihre Theoretiker, die Iatrophysiker und Iatrochemiker, sind mit dieser alten, so faszinierenden Abstraktion Schritt für Schritt fertig geworden. Virchow glaubte schließlich, jede humorale Theorie der Medizin sei von ihm für immer ad absurdum geführt worden. Das freilich war ein Irrtum" (Herrlinger, 1965).

Indem die arabische Medizin (ca. 600—1492) das Erbe der griechisch-römischen Klassiker antrat, übernahm sie zugleich die galenische Vorstellungswelt. So erhalten bei den arabischen Ärzten die Abfallprodukte der Milz „die Bedeutung eines Verdauungssaftes ..., welcher durch das Vas breve oder sonst einen fiktiven Gang in den Magen gelangt" (Lerner, 1957) und dort den Appetit und die Peristaltik

---

4 Fragwürdig ist meines Erachtens nur die Schlußfolgerung der antiken Ärzte, nicht die Beobachtung als solche. Daß in der Umgebung eines Schmiedefeuers, d. h. einer Wärmequelle, lebende Hunde ungewöhnlich kleine Milzen haben, entspräche nämlich genau v. Herraths (1941 a, b, 1958) Feststellung, daß im Hause gehaltene Hunde („Wärmetiere") absolut und relativ wesentlich kleinere Milzen haben als im Freien lebende („Kältetiere").

anregt. Durch Ali Ibn Sinas (Avicenna, gest. 1038) Kanon der Medizin wurden
Galens Lehren unter dem Einfluß der Scholastiker (ca. 1150—1300) zur anerkann-
ten Richtschnur auch der abendländischen Medizin des Hoch- und Spätmittelalters (ca. 1050—1500). Die Wiederauffindung der alten griechischen Originale,
die kritischen Texteditionen und lateinischen Übersetzungen der vom Geiste der
Renaissance und des Humanismus durchdrungenen „philologischen Mediziner"
(Aschoff, Diepgen und Goerke, 1960), die im 16. Jahrhundert eine allgemeine
Wiedergeburt der antiken Medizin herbeiführten, erhoben Galens „De anatomicis
administrationibus" und „De usu partium" auch in puncto Milz vollends zum un-
umstößlichen Dogma. Und selbst nachdem Andreas Vesal (1514—1564) die Anatomie aus einer vorwiegend literarisch-exegetischen Wissenschaft wieder zu einer
auf das Studium des menschlichen Körpers gegründeten, empirisch-naturwissen-
schaftlichen Disziplin gemacht hatte (vgl. O'Malley, 1964), dauerte es noch
geraume Zeit, bis die Autorität Galens endgültig den neuen Erkenntnissen
weichen mußte.

In Vesals „De humani corporis fabrica libri VII" (1543) wird zunächst mit
der Vorstellung aufgeräumt, die Milz sei bei der Eröffnung der Bauchhöhle sofort
sichtbar; eine Annahme, die sich — ebenso wie die falsche Größendarstellung der
Milz bei Leonardo (vgl. Englert, 1936) — vielleicht aus dem häufigen Vorkommen chronisch-infektiöser Splenomegalien in damaliger Zeit erklärt (s. auch
S. 9). Es sei nur an das bekannte, aus einem Brief an seinen Arzt stammende
Selbstbildnis Albrecht Dürers (1471—1528) erinnert, der offenbar den Folgen einer
in Italien erworbenen Malaria erlag (Hofmeier, 1958; vgl. Putscher, 1968b): „Wo
der gelbe Fleck ist und mit dem Finger daruff deut, do ist mir we." Vesal stellt
klar, daß die gesunde Milz nie die vordere Bauchwand berührt und sich für
gewöhnlich auch nicht palpieren läßt. Er weist ferner nach, daß Galens Beschreibung der Milz — wie die der meisten anderen Organe auch — für den Menschen
nicht zutrifft und offensichtlich auf Tiersektionen beruht.

Die erste, wirklich nach der Natur gezeichnete Abbildung der Milz (wahrscheinlich der
eines Hundes) findet sich in der ersten der 6 Tafeln, die Vesal 1538 für seine Studenten in
Padua anfertigen ließ. „Die Legende spricht von einer Endverzweigung der Pfortader (als
vena lienalis), durch die ‚faeculentus sanguis in lienem transmittitur', eine Flüssigkeit, die in
der Überschrift auch als ‚melancholicus succus' angesprochen wird" (Herrlinger, 1965, Abb. 6).
1543 folgt in Vesals Fabrica (Liber V, figg. 19, 20) noch eine bessere, der menschlichen Anatomie
entsprechende Abbildung (Abb. 3).

Die violette Farbe der Milz und ihre etwas unebene Oberfläche vergleicht
Vesal mit der Haut eines Leprösen. Den Serosaüberzug, der beim Menschen sehr
fest der eigentlichen Milzkapsel anhaftet — selbst Albrecht von Haller (1708—
1777) spricht in seinen „Elementa physiologiae" (Liber XXI, De Liene) noch von
einer „einfachen Haut der Milz beim Menschen" (Lerner, 1957) — erklärt er für
die äußere Abgrenzung des Milzparenchyms. Ähnlich den alexandrinischen Anatomen denkt sich auch Vesal das Innere der Milz von kleinsten, bluterfüllten
Hohlräumen eingenommen. Die Arterien und Venen, so meint er, zweigen sich
in der Milz im Gegensatz zu anderen Organen nicht weiter auf, sondern enden
bereits in Hilusnähe und ergießen ihren Inhalt als faseriges Parenchym —
geronnenes Blut — ins Organinnere.

Die Venen, die nach galenisch-arabischer Überlieferung die Milz mit dem
Magen verbinden sollten, beschreibt Vesal ihrem tatsächlichen Verlauf gemäß als

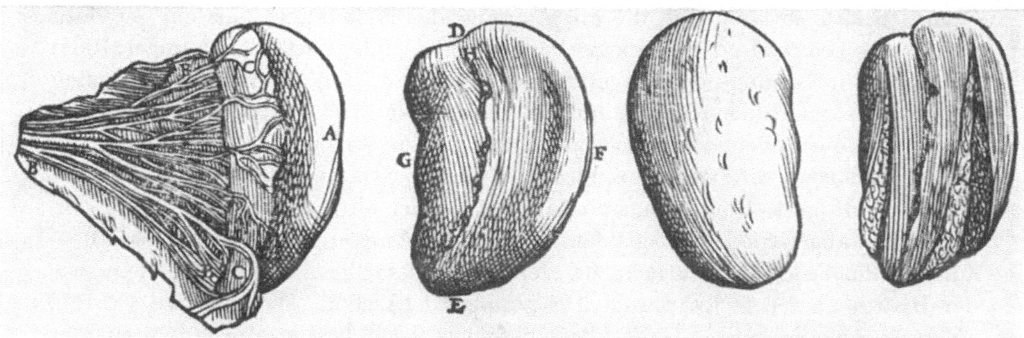

Abb. 3. Andreas Vesal, De humani corporis fabrica libri VII. Basel 1543 und 1555. Lib. V., fig. 19. Die linke der vier Abbildungen zeigt bei *C* und *C* die Vasa brevia, die ausdrücklich als Äste der in die Milz eintretenden Vasa lienalia bezeichnet werden. Die rechte Abbildung zeigt zwei Schnitte in die Milz gelegt, um die Struktur ihrer Substanz anzudeuten. Nach Herrlinger (1958b)

„Vene, die die linke Seite des Magenfundus umfasst" und als „Ästchen, bald drei bald auch mehr, die zur linken Seite des Magens ziehen". Alle diese Gefäße — unsere V. gastro-epiploica sinistra und Vv. gastricae breves — entspringen nach Vesal nicht aus der Milz selbst, sondern noch vor dem Hilus aus der V. lienalis. Auch gehört zu jeder Vene eine entsprechende Arterie und „keine von ihnen führt anderes Blut als die übrigen Venen, die den Magen umschlingen". Damit war der Nachweis erbracht, daß ein Ausführungsgang der Milz in den Magen im Sinne des galenischen Vas breve bzw. der hippokratischen Viersäftelehre nicht existiert. Von dem klassischen Begriff der schwarzen Galle distanziert sich Vesal, ohne ihn rundheraus als irrig zu bezeichnen, mit den Worten, er „wage nichts über die Ausscheidung eines Milzexkrementes in den Magen und seinen Nutzen auszusagen" (Herrlinger, 1958b). Und wenn er auch die V. lienalis noch herkömmlicherweise („uti vulgo arbitramur" oder „omnes affirmant") der Milz „schmutziges, kotiges" Blut aus der Leber zuführen läßt, so sieht Vesal doch offenbar die Aufgabe des Milz„fleisches" mehr in der Auffrischung des verunreinigten und kalten venösen Blutes durch das der Milz reichlich zufließende und sich in ihren Kämmerchen mit dem venösen mischende saubere und warme arterielle Blut.

Hatte damit Vesal — der sich auch des Tierexperimentes, nämlich der Splenektomie beim Hund (vgl. Robert Fludd, 1623), bediente — die Milz erstmalig, wenn auch verklausuliert[5], für ein blutreinigendes und -regenerierendes

---

5 Wenn es auch „keinen zwingenden Schluß für eine solche Hypothese gibt", so ist doch sehr wahrscheinlich „Vesals Furcht vor der Inquisition ... schuld daran, daß wir nie erfahren werden, was er selbst über die Funktion der Milz, die Melancholie und am Ende über die ganze klassische Viersäftelehre zu sagen gehabt hätte: In der 2. Auflage der Fabrica, 1555, die er als Leibarzt Karls V. in Spanien besorgt hat, und nachdem er mit der Inquisition einen lebensgefährlichen Zusammenstoß hatte, ändert er den Text über die Milz in zahlreichen kleinen Details, die spüren lassen, daß er nun der herkömmlichen Auffassung über die Milz noch skeptischer gegenübersteht als 1543 in seiner Paduaner Zeit, und er fügt gegen Ende zwei Sätze ein, in denen er mit deutlicher Anspielung auf die Gefährlichkeit seiner Skepsis orakelt, er wäre sehr wohl in der Lage, mit eigenen Argumenten die allgemein anerkannte Lehre von der Funktion der Milz in Verwirrung zu bringen — wenn er sich nicht vor den Folgen fürchtete!" (Herrlinger, 1965).

Organ erklärt, so war doch die am Ausgang des Mittelalters „als ein geradezu unteilbares Ganzes in das theologische Weltbild ... integrierte" (Herrlinger, 1965) galenische Auffassung noch lange nicht überwunden. Von den namhaften Ärzten des 16. Jahrhunderts macht sich nur Johann Boeckel (1535—1605) die Vesalschen Gedankengänge uneingeschränkt zu eigen. Realdo Colombo (1516—1559), der schon vor Harvey die Lehre vom kleinen Kreislauf experimentell begründete, und Guido Guidi (gest. 1569) beharren dagegen auf der alten Vorstellung von der in den Magen abgeschiedenen scharfen Milzgalle. Auch Jean Fernel (1506—1558) — auf den die Forderung zurückgeht, der Arzt müsse die Anatomie kennen „wie der Historiker den geographischen Schauplatz" (Aschoff, Diepgen und Goerke, 1960) — läßt die dunkle Galle über ein eigens dafür bestimmtes Gefäß aus der Milz in den Magen gelangen und ihn „stärken". Salomon Alberti (1540—1600) ersetzt das als solches nicht auffindbare galenische Vas breve durch ein anderes, demselben Zweck dienendes Gefäß: die von ihm abgebildete V. gastro-epiploica sinistra nennt er „einen Zweig, der zum Magenmund (fundus) zurückschlage und der den beim Verdauungsprozess anfallenden schmutzigen Saft, vergleichbar dem Bodensatz bei der Weinbereitung, dorthin ausspeie und ableite" (Herrlinger, 1958 b). Auch die 1627 posthum erschienene „De humani corporis fabrica" Adriaan van den Spieghels (1578—1625) stellt ungeachtet ihres verpflichtenden Titels die Anatomie und Physiologie der Milz noch in der alten, vor Vesal gültigen Manier dar.

Eine „seltsame Theorie, welche bar jeder anatomischen Kenntnis scheint und tatsächlich nur wenige Anhänger fand" (Lerner, 1957), verficht 1578 Franciscus Ulmus (1530—1594) in der ersten uns überkommenen Milzmonographie „De liene libellus" (Misc. Med., Vol. III). So wie die Leber das venöse Blut, bereite die Milz das arterielle und führe es über eine direkte Gefäßverbindung dem linken Herzen zu. Auch bei Caspar Hofmann (1572—1648) fungiert die Milz als Analogon zur Leber, indem beide venöses Blut bilden: Die Leber bereitet aus den „reinen" Chylusanteilen „gutes" Blut, die Milz — als „Hepar minus"[6] — aus den „schmut-

---

6 Heilmeyer (1965; vgl. Wannagat, 1965) über die Beziehungen der Leber zu ihrem „wichtigsten Nachbarorgan, der Milz: ... Leber und Milz sind in der deutschen Sprache feminin" (vgl. S. 9) „und deshalb gleichgeliebt und gleichberechtigt. Im Französischen, wo die Pathologie der Leber eine weit größere Rolle, zumindest in der Vorstellungswelt des Kranken, als bei uns spielt, erscheint die Leber mit einem männlichen Artikel und deshalb gewichtiger. ‚Le foie' ist der größere Bruder neben der kleineren Schwester ‚La rate'. Auch in der Physiologie, also in der modernen wissenschaftlichen Medizin, hat die Leber sicherlich eine weit größere Bedeutung. Ihre Aufgaben sind lebenswichtig. Die Entfernung der Milz beeinträchtigt die Gesundheit kaum" (vgl. S. 9, 17, 46). „Aber die Milz ist immer noch ein rätselhaftes Organ ... (und) ihre physiologische Bedeutung reichlich unklar. Viel größer ist die Bedeutung der Milz in der Pathologie ...: Das venöse Milzblut durchfließt noch einmal die Leber, ehe es in den großen Kreislauf gelangt. Alte Beobachtungen beim Morbus Banti gewinnen im Lichte der Immunpathologie in dieser Beziehung eine neue Bedeutung. Aber nicht nur der venöse Milzabfluß, auch der arterielle Milzzufluß ist ... bedeutungsvoll, vermehrt er doch den Pfortaderdurchfluß und trägt bei zu einer Plethora des Bauchraumes. Aber die Kreislaufverhältnisse sind nur ein Teil der ehelichen Verbindung dieser beiden Organe. Das RES der Milz und der Leber bildet eine Einheit, ... in der Abwehr und auch in der Pathologie dieses Systems. Auch das lymphatische System der Milz findet eine Fortsetzung in den lymphocytären periportalen Inseln. Hyperplasie und Neoplasie treffen sich hier gemeinsam" (vgl. u. a. Eppinger, 1920, 1937; Rotter und Büngeler, 1955; Fischer, 1965; Jansen, 1965; Weinreich, 1965).

zigen" Verdauungssäften „schlechtes" Blut, das lediglich ihrer eigenen Ernährung und der des Darmes dient. Ähnliche Anschauungen finden sich bei Jean Riolan d. Jüngeren (1577—1657). Thomas Bartholin (Anatomia reformata. Den Haag 1655. Lib. I, Cap. XVI, pag. 98—104) schließlich kommt nach einer ausführlichen Kritik seiner Vorgänger zu der lapidaren These: „Lien ergo erit alterum hepar." Die Milz sei kein bloßes Receptaculum melancholiae wie die Gallenblase, sondern ein Analogon der Leber, wie schon Aristoteles (De part. anim. Lib. III, Cap. VII) gesagt habe: „Lienem esse quasi jecur adulteratum."

Diese unter dem Zwang des aristotelischen Symmetrieprinzips postulierte Analogie zwischen Leber und Milz war „mit einer schweren Hypothek jüngsten Datums belastet": Einmal war man sich um die Mitte des 17. Jahrhunderts darüber einig, daß die von Aselli entdeckten Chylusgefäße — die Venae lacteae — wohl zur Leber, nicht aber zur Milz führten, zum anderen hatte Jan de Wale (1604—1649) gerade festgestellt, daß die Milz nur ein einziges Gefäß empfängt, nämlich die A. lienalis. „Die Analogie zwischen Leber und Milz kann deshalb nur cum grano salis gültig sein, indem beide Organe eine Art Blutreinigung oder Blutbildung bewirken — das Zauberwort heißt noch immer sanguificatio — und zwar soll die Milz aus dem arteriellen Blut den sauren Anteil herausnehmen, der in der Wärme des Herzens schon chemisch ausgefällt sei. Diese pars acida sanguinis könne man auch Melancholia nennen. Die klassische Viersäftelehre war also immer noch das nomenklatorische Gerüst für die Anatomen des 17. Jahrhunderts; auch die neuen Qualitäten sauer und alkalisch, die von den Iatrochemikern eben in die Physiologie eingeführt waren, ließen sich verkraften" (Herrlinger, 1965).

Der im 16. Jahrhundert erneut entbrannte Kampf zwischen Hippokratismus und Galenismus sowie der Einbruch der Vesalschen Antomie in die Galensche Medizin beleben und bestimmen in der Folgezeit in steigendem Maße auch die Diskussion über die Milz, die noch Theophrast von Hohenheim (Paracelsus, 1494 bis 1541) am liebsten exstirpiert gesehen hätte. Sie errege nur „Härte, Fieber und Fäulnis", es lebe sich „deshalb besser ohne Milz, als mit derselben ..." (Hirschfeld und Mühsam, 1930)[7].

Eine der fruchtbarsten Perioden in der Geschichte der Milzforschung ist das 17. Jahrhundert. Die sich vor allem an den Namen Malpighis knüpfenden neuen Erkenntnisse über Bau und Funktion der Milz sind aus der wissenschaftlichen Gesamtsituation der Zeit heraus zu verstehen: 1628 hatte William Harvey (1578 bis 1657) in seiner „Exercitatio anatomica de motu cordis et sanguinis in animalibus" den experimentellen Nachweis eines großen und kleinen Kreislaufs erbracht und damit der galenischen Lehre — wonach das in der Leber gebildete Blut durch das porös gedachte Herzseptum in den linken Ventrikel gelangen, hier mit dem „Pneuma" oder „Spiritus" der Atemluft vermischt und schließlich in den Organen verbraucht werden sollte — endgültig den Boden entzogen. Von nun an stand fest, daß das aus den Lungen dem linken Herzen zuströmende Blut über die Arterien die Körperperipherie erreicht und von dort über die Venen zum rechten Herzen und zur Lunge zurückkehrt. Mit der Entdeckung der Capil-

---

7 Hierzu Streicher (1961): „Da die normale Milz ohne wesentliche Folgen für den Patienten entfernt werden kann, könnte man ihre Hauptaufgabe mit Paracelsus darin sehen, Krankheiten zu erzeugen sowie exstirpiert zu werden. Nun ist die Milz aber andererseits ein solitäres Organ mit einem ganz spezifischen Bau und einem Minutenblutvolumen, das fast dem der Niere entspricht. Bedenkt man dies, so kommen einem doch Bedenken, ob der Verlust dieses Organs völlig gleichgültig sein kann und ob die Indikation zu seiner Entfernung ohne zwingenden Grund, z. B. aus operationstechnischen Gründen, gestellt werden darf" [vgl. S. 9, 42 (Fußnote 19), 46].

laren und der mikroskopischen Lebendbeobachtung (zur Geschichte der Vitalmikroskopie s. Illig und Conraths, 1958, 1959; Tischendorf, 1960; Illig, 1961a, b)
der terminalen Strombahn durch Malpighi (1661) schloß sich die Beweiskette. Die
Wissenschaftler der zweiten Hälfte des 17. Jahrhunderts „waren nicht mehr mit
den Ideen eines Blutkreislaufes belastet, der nach der Theorie von Ebbe und
Flut arbeitete" (Hofmeier, 1958; vgl. Singer, 1957; Schmid, 1958; Pagel, 1967).

Für den Pfortaderkreislauf bewies Jan de Wale (1604—1649) die Richtigkeit
der Harveyschen Kreislauflehre. Seine Unterbindungsversuche an den großen
Milzgefäßen ließen keinen Zweifel daran, daß das der Milz zufließende Blut ausschließlich aus der Aorta[8] bzw. dem Herzen stammt und das aus der Milz abfließende Blut über die V. portae zur Leber gelangt. Johannes Vesling (1598—1649)
schreibt in seinem „Syntagma anatomicum" (1647): „Aus der Eröffnung lebender Tiere und der Unterbindung lebender Gefäße geht hervor, daß durch die Äste
der Milzvene nichts zur Milz befördert wird." Highmore bestätigt 1651, daß aus
der mitten zwischen Milz und Leber durchschnittenen V. lienalis „von der Pforte
her nur wenig und langsam Blut heraus fließt, wenn man den Milzvenenstumpf
mit dem Finger abdrückt, daß sich das Tier aber schnell verblutet, wenn man
den Finger von der Milzvene wegnimmt" (Lerner, 1957). Mit diesen jederzeit
nachprüfbaren Experimentalbefunden war die galenische Lehre von der Milz in
einem entscheidenden Punkt ad absurdum geführt.

Um die Mitte des 17. Jahrhunderts rückt die Frage nach dem feineren Bau
der Milz immer mehr in den Vordergrund des Interesses. Zugleich tritt an die
Stelle des alten „Parenchyms" alexandrinischer Prägung als integrierendes,
funktionelles Bauelement für die „fleischigen" wie die „parenchymatösen" Organe
die aktiv ihre Form ändernde „Faser". So erklärt Nathanael Highmore (1613—
1685), der im übrigen schon den Peritonealüberzug der Milz von der eigentlichen
Kapsel trennt, in seiner „Corporis humani disquisitio anatomica" (1651) die bisher
für Gefäßausläufer gehaltenen Trabekel für allseitig von der Milzkapsel ent-
springende „fibrae". Diese bilden ein von geronnenem Blut und zahlreichen, kleinen
Hohlräumen — unseren heutigen Pulpavenen — erfülltes Maschenwerk. Die Venen
enden bereits unweit des Hilus in einer „löcherigen Substanz", die Arterien
dagegen verzweigen sich samt ihren Begleitnerven über das ganze Organ. Während
so im Milzinneren keine kontinuierliche Verbindung von Arterien und Venen existiert, läßt Highmore — genau wie van den Spieghel — A. und V. lienalis vor
dem Milzhilus miteinander anastomosieren, und zwar aus einem sehr triftigen
Grunde: da die von den Galenisten behauptete Zufuhr „verschmutzten" Blutes
zur Milz nach Highmores eigenen Beobachtungen nicht über die Milzvene erfolgen
konnte, verlegte er sie in die Milzarterie. „Die Tatsache, daß die kleinere
Milz eine viel stärkere Arterie erhält als die größere Leber, war schon lange
aufgefallen und mit dem größeren Bedürfnis des Magens nach Wärme zur För-
derung der Verdauung erklärt worden. Sie kam ihm hierbei zustatten; denn
vielleicht werden deshalb mehr Arterien als in der Leber gefunden, weil sie nicht
nur das Blut zur eigenen Ernährung zuführen, sondern zur Entleerung der Abfall-

---

8 „Nullum autem humorum motum esse ad lienem nisi per arteriae coeliacae ramum
splenicum; quare lienem aliunde naturaliter non accipere materiam quam immutet, quam ex
arteria coeliaca" (Walaeus, Johannes: Epistolae duae de motu chyli et sanguinis. Leiden
1640, pag. 108).

stoffe dienen. Damit aber die Milz nicht von einer zu großen Menge Blut erdrückt würde, war eine Anastomose zwischen Arteria und Vena lienalis nötig, wodurch der reinere Teil des Blutes in die Vene abfließt und durch die Anziehungsfähigkeit der Milz nur die ‚Pars melancholica' in den Hilus eintritt" (Lerner, 1957). Der dem Blut beigemengte „Succus melancholicus" wird nach Highmore durch „Fermentatio" ausgefällt bzw. ausgeschieden, das Trabekelwerk fungiert dabei als Filter.

Gleich Highmore und Malpighi bevorzugt auch Francis Glisson (1597—1677), dessen 1656 (1681) erschienene „Anatomia hepatis" sich auch mit der Milz befaßt, zum Stadium des Gefäßverlaufes ihres übersichtlicheren Baues wegen die Rindermilz. Nach seinen Angaben liegt die mit der V. lienalis und den Nn. lienales am Hilus eingetretene A. lienalis zunächst samt ihren Begleitnerven in einer Längsrinne der entsprechend eingedellten dünnen Venenwand. Diese wird bald so zart, daß sich die Vene in scheinbar wandungslose, immer weiter verästelte Kanäle fortsetzt, die das aus dem umgebenden Parenchym abfließende Blut aufnehmen. Wie die größeren Venenstämme, so führt auch ein Teil der anschließenden Parenchymgänge in die Lichtung vorspringende Arterien und Nerven mit sich, die sich unter fortwährender Aufzweigung allmählich im Parenchym verlieren. Von den in größerer Zahl jede Arterie begleitenden Nerven verbleiben jeweils zwei besonders starke so lange bei ihr, bis sie sich mit den schon von Highmore als „Fibrae nervosae" bezeichneten Milztrabekeln zu einem kontinuierlichen Netzwerk vereinigt haben. Wie Thomas Wharton (1610—1673) in seiner „Adenographia sive glandularium totius corporis descriptio" (1659), so rechnet auch Glisson — der seine anfängliche Meinung, die Milz besitze einen Ausführungsgang zum Ductus pancreaticus, bald revidiert — die Milz ihrem feineren Bau nach nicht zu den Drüsen. Er glaubt vielmehr, die Trabekel entzögen dem Blut einen „Succus nutricius", der über die mit ihnen zusammenhängenden, nach damaliger Auffassung hohlen Nerven abgeleitet werde. Eine Hypothese über die Funktion der Milz, der ebensowenig Dauer beschieden sein sollte wie der von Highmore.

Als Marcello Malpighi (1628—1694; Abb. 4) seine Studien über die Milz aufnahm, waren deren Topographie und makroskopische Anatomie weitgehend geklärt. „Die Trabekel wurden als kompakte Fasern erkannt, und das Gefäßsystem stand im Mittelpunkt des Interesses. Die Erforschung des Lymphgefäßsystems war noch im vollen Gang. Völlig unbekannt waren die weißen Pulpa, die Natur der roten Pulpa und das gegenseitige Verhältnis von Gefäß- und Trabekelsystem" (Lerner, 1957). Malpighis „De viscerum structura exercitatio anatomica" (Bologna 1666) ist der eigentliche Beginn und zugleich der erste Höhepunkt der mikroskopischen Ära der Milzforschung. Die in dem schon ganz modern gegliederten Kapitel „De liene" (Tabelle) niedergelegte Beschreibung der menschlichen und tierischen Milz wurde noch mehr als 150 Jahre später „kaum übertroffen" (Giesker, 1835), da Malpighi „die verfügbaren Mittel und Untersuchungsmethoden durchaus erschöpfte" (Lerner, 1957).

Malpighis anatomische Technik (vgl. Faller, 1948) reichte von der einfachen Präparation mit Messer und Pinzette, der Anfertigung von Zupfpräparaten sowie der ebenfalls nur für gröbere Details geeigneten Exkarnation und Maceration über die Injektion von gefärbten Flüssigkeiten, Luft oder Quecksilber und die von ihm

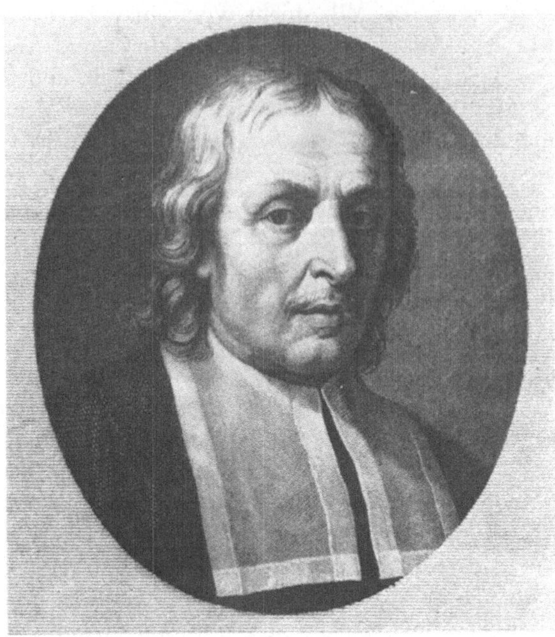

Abb. 4. Marcello Malpighi (1628—1694). Titelkupfer aus Gaetano Atti, Notizie edite ed inedite della vita e delle opere di Marcello Malpighi. Bologna 1847. Nach Herrlinger (1958a, b)

erfundene Durchspülung der Organe mit Wasser[9] bis zur Untersuchung mit optischen Instrumenten, der großen Errungenschaft des 17. Jahrhunderts. „Bei Durchsicht der ersten Jahrgänge der ‚Acta eruditorum' (ab 1682) fällt die Fülle der Arbeiten auf, bei denen diese Neuheit verwendet worden ist" (Hofmeier, 1958). Die Vergrößerung der zusammengesetzten, zwei- bis dreilinsigen Mikroskope von Eustachio Divini (1610—1695 ?) bewegte sich zwischen 41fach und 143fach, während einlinsige Lupen bzw. einfache Mikroskope (zur Geschichte des Mikroskops siehe Haselmann, 1966), wie sie Malpighi gleichfalls verwendete, in der Hand eines Antony van Leeuwenhoek (1632—1723) Linearvergrößerungen bis zu 270fach erreichten (F. Merkel, 1875; Letterer, 1959). Malpighi beobachtete sowohl im auf- wie im durchfallenden Licht und stellte dabei die noch heute für jede mikroskopische Untersuchung geltenden Grundregeln auf.

Malpighi beschränkte sich im übrigen keineswegs auf das Studium des toten Objektes, sondern zog vielfach auch das im 17. Jahrhundert allgemein beliebte Tierexperiment mit heran, von dem es bei Georg Sebastian Jung (1670) bezüg-

---

9 „Wer je mit der lebensfrischen Milz experimentiert hat, weiß, wie überaus empfindlich die Feinstruktur dieses Organs gegenüber allen mechanischen Insulten ist. Das Reticulum ist besonders empfindlich. Es ist klar, daß Malpighi bei seinen technischen Manipulationen — wie alle seine Nachfolger noch tief bis ins 19. Jahrhundert hinein — die Feinstruktur des Organs zerstörte, da er mit viel zu hohen Injektions- und Insufflationsdrucken arbeitete. So konnte er in der Größenordnung der Sinus und des Reticulums keine intakten Präparate gewinnen. Was übrig blieb, war das trabeculäre Gerüst. Die feineren Bauelemente waren an die Wände des Balkengerüstwerkes geklatscht, so daß mehr noch als in den bekannten Wachsplattenrekonstruktionen von Hartmann und Bennett (1927) ein Kammersystem sichtbar wurde" (Herrlinger, 1965; vgl. Tischendorf, 1959, 1969; s. auch S. 30).

Tabelle. *Darstellung der Milz bei van den Spieghel (1645) und Kapiteleinteilung in „De liene",*
Malpighi (1666). Nach Lerner (1957)

van den Spieghel (1645)[a]	Malpighi (1666)[b]
Etymologia	De lienis membranis
Situs	(Peritoneum + Milzkapsel)
Numerus	De fibris per lienem dispersis
Magnitudo	(Trabekel)
Figura	De vasis lienem percurrentibus, eorum capsula
Superficies	(Gefäße + Trabekel)
Substantia (1 Satz!)	De lienis substantia
Membrana	(rote Pulpa)
Color	De quibusdam corporibus per lienem dispersis
Vasa	(weiße Pulpa)
Nervi	Cogitata quadam circa lienis usum dubitative enunciata
Actio et usus	(vermeintliche Funktion)

[a] De humani corporis fabrica, Lib. VIII, Cap. XIV, in: Opera omnia. Amsterdam 1645.
[b] De viscerum structura exercitatio anatomica. Bologna 1666.

lich der Milz heißt: „Canibus eximere lienem jam lusus est". Johannes Bohn
(1640—1718) bemerkt zum selben Thema in seinem „Circulus anatomo-physiolo-
gicus" (1686): „Accessit demum his recentiorum curiositas, qui ex animalibus
vivis post ligaturam hujus vasorum lienem protraxerunt atque exstirparunt,
illaque nihilominus ad actiones quavis aptissima postmodum observarunt." Auch
Malpighi konnte — nach einem von Lerner (1957) mitgeteilten Sektionsprotokoll —
beim Hund keine nachteiligen Folgen der Splenektomie (vgl. Zambeccari, 1680)
feststellen: „Haec sunt, quae in cane reperta ne minimum quidem lucis ad erudien-
dum nos circa Lienis usum contulere ... " Aufschlußreicher als die Milzexstirpation
waren Unterbindungs- und Kompressionsversuche an der V. lienalis und am
magenwärtigen Teil der V. gastro-epiploica sinistra, aus denen die Unhaltbarkeit
der galenischen These von dem über ein „Vas breve" an den Magen abgegebenen
Verdauungsferment der Milz hervorging. Aber auch die Behauptung von Franz
de le Boë (Sylvius, 1614—1672), die Nerven führten dem arteriellen Blut in der
Milz einen „Spiritus animalis" zu und seien so an der Bildung des Milzsaftes
maßgeblich mitbeteiligt, fand Malpighi im Tierexperiment nicht bestätigt. Infolgedessen erklärte er das dreidimensionale Faser- und Balkengerüst der Milz, das
Highmore und Glisson wegen seiner engen Beziehung zu den Nerven ebenfalls
für nervös gehalten hatten, im weiteren Verlaufe seiner Untersuchungen für
muskulös und betrachtete die Milz als eine Art Hohlmuskel, vergleichbar dem
Herzen.

Zwischen den Fasern entdeckte Malpighi (Abb. 5, 6) im Milzparenchym
kleine, rundliche Körperchen („quidam corpora per lienem dispersa"), bei mikro-
skopischer Betrachtung jeweils zu 7 bis 8 wie die Beeren einer Weintraube an
einem Stiel hängend. Ihrer mutmaßlichen Funktion wegen bezeichnet er sie als
„glandulae", spricht aber auch von „cellulae" oder „sacculi", da er sie bei Anstich
mit einer Nadel kollabieren sieht. Sie liegen in Kämmerchen — „cellulae" oder
„concamerationes" — deren Wände von Trabekeln — „fibrae" und „membranae"
— gebildet werden und die über porenähnliche Durchbrüche — die „Stigmata

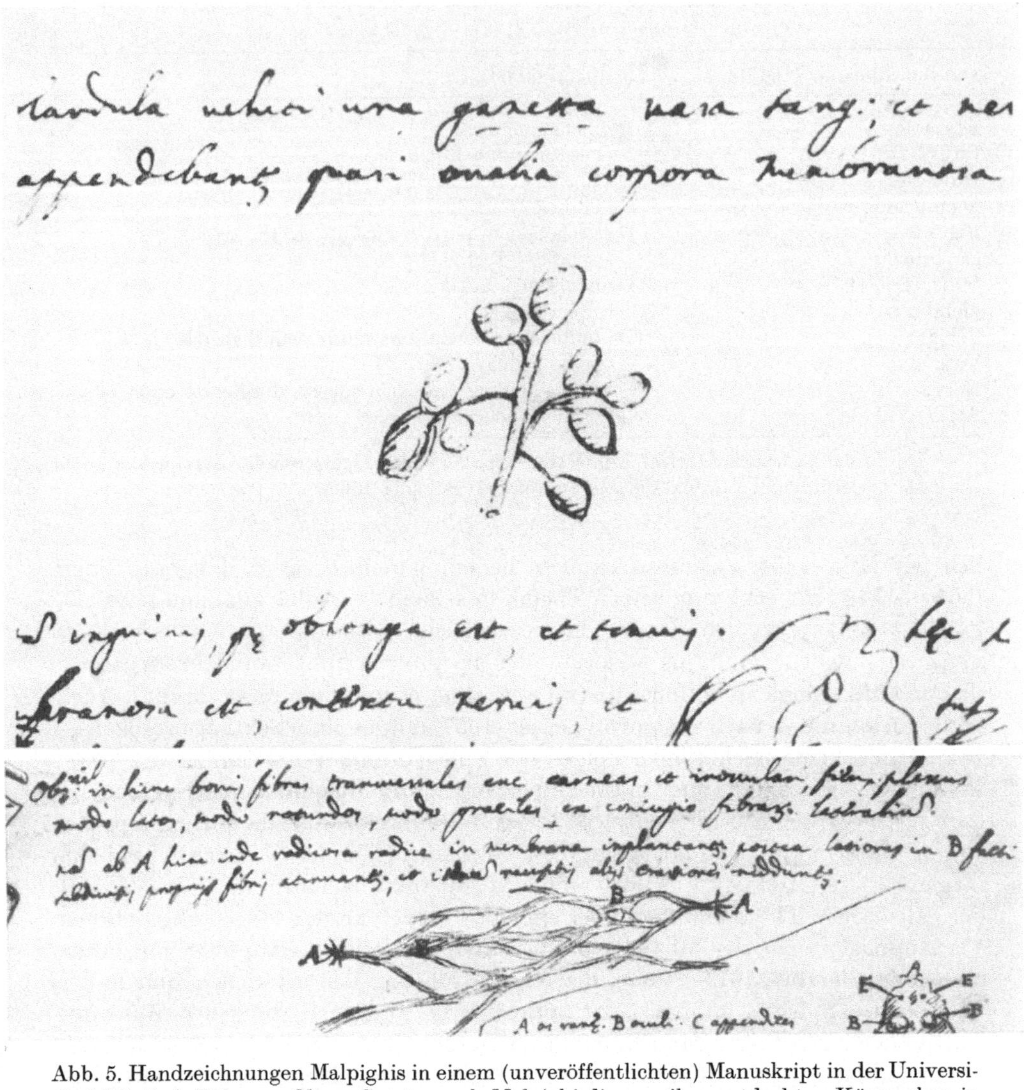

Abb. 5. Handzeichnungen Malpighis in einem (unveröffentlichten) Manuskript in der Universitätsbibliothek Bologna. Oben: So etwa sah Malpighi die von ihm entdeckten Körperchen in der Milz (,,corpora membranosa mollia veluti in liene"). Unten: Balkengerüstwerk der Milz (B), das bei A in der Kapsel inseriert. Nach Herrlinger (1958b; vgl. 1958a, 1965)

Malphighii" des 18. und 19. Jahrhunderts — mit den benachbarten Venen kommunizieren (vgl. Björkman, 1947).

Malpighi erkannte auch, daß zwischen den Blutgefäßen [Näheres über die Lymphgefäße und Nerven bei Lerner (1957)] und dem Trabekelsystem der Milz gesetzmäßige Beziehungen bestehen. Er sah sich jedoch außerstande, die von der Harveyschen Kreislauflehre geforderte Verbindung von Arterien und Venen — mittels der von ihm selbst entdeckten Capillaren — auch in der Milz nachzuweisen, so daß ,,auf ihn schon die Vorstellung von der sogenannten offenen Blutbahn zurückgeht" (Herrlinger, 1958b; vgl. S. 41 ff.). Die arterielle Blutbahn endet

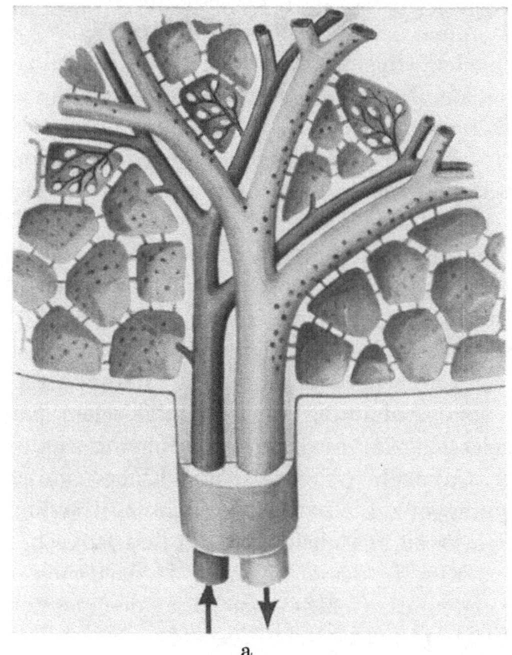

a

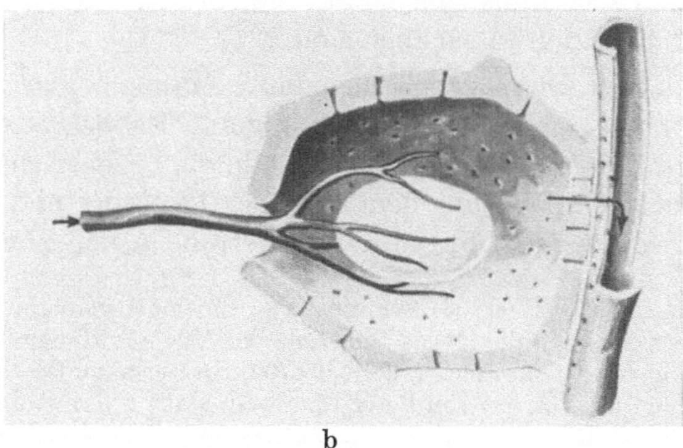

b

Abb. 6. a Plastische, halbschematische Rekonstruktion der Milz nach der Vorstellung Malpighis: Die Arterie verzweigt sich mit ihren Endästen in die bindegewebigen Zellen (Kämmerchen), die je 6—8 Milzkörperchen enthalten. Das Blut fließt durch zahllose, kleine Löcher in der Wand der Venen (die noch heute als „Stigmata Malpighii" bezeichneten Mündungen der Pulpa- in die Balkenvenen) in diese zurück. Die Milzkämmerchen kommunizieren ihrerseits untereinander. b Die elementare Bau- und Funktionseinheit der Milz nach Malpighi. Moderne Rekonstruktion seines Denkmodells. Zeichnungen von R. Hippéli, Würzburg, 1957.
Nach Herrlinger (1958b, 1965; vgl. Lerner, 1957; Herrlinger, 1958a)

nach Malpighi im Umkreis der Milzkörperchen (Abb. 6), die sich in seinen Injektionspräparaten nicht anfärbten. Die arteriellen Endigungen innerhalb der Milzkämmerchen vergleicht er mit einer „Cauda equina", sein Gegner Frederik Ruysch (1638—1731), von dem auch der Begriff der Milzpulpa stammt, nennt sie — ebensowenig zutreffend — „Penicilli" (1721); richtiger wäre „arterielle End-

bäumchen" (Herrlinger, 1949). Ruysch (,,De glandulis, fibris, cellulisque lienalibus."
Epist. Anat. Opera omnia, 1896; ,,Thesauris anatomicus", 1701) konnte durch
Injektion mit verschiedenfarbigem Talg und Wachs die Milzgefäße bis hinab zu
den Arteriolen darstellen. Nach ihm besteht die Milz nur aus Gefäßen; es sind
weder Fasern noch Kämmerchen und Körperchen vorhanden. Unter dem Eindruck
von Ruyschs Injektionspräparaten (Abb. 7)[10], die gerade durch ihre Vollkommen-
heit (vgl. Faller, 1948) die feineren Organstrukturen zum Verschwinden brachten,
wurde die Existenz von Malpighischen Körperchen (zu ihrer Geschichte s. auch
Hellman, 1926) in der Folgezeit immer wieder, selbst von Autoren wie Lorenz
Heister (1719), Albrecht von Haller (1766) und Georg Friedrich Hildebrandt (1791)
geleugnet. Und das, obwohl inzwischen Caspar Bartholinus (1701), A. van Leeuwenhoek und J. B. Winslow (1732) die Befunde Malpighis aus eigener Anschauung
bestätigt hatten. Leeuwenhoek brachte 1706 (,,Philosophical Transactions" der
Royal Society) die erste Abbildung eines Malpighischen Körperchens (Abb.8).
Auch in den nachgelassenen Manuskripten Malphighis finden sich Skizzen von
Milzkörperchen und -trabekeln (Abb. 5); seine Eingeweideschrift selbst enthält
jedoch keine Abbildungen zur Anatomie der Milz. Herrlinger (1958b) urteilt
abschließend über den Streit zwischen Malpighi und Ruysch, wenn diese ,,nur je
einen Teil des Organs Milz für dessen ,Nutzen' in Anspruch nahmen — der eine
die Körperchen, der andere die Gefäße — so haben doch letzten Endes beide recht
behalten: Das vielfältige physiologische Geschehen in der Milz spielt sich in der
weißen und in der roten Pulpa ab. Keiner von beiden konnte ahnen, wie ver-
wickelt Form und Funktion tatsächlich sind".

In Analogie zu den Nierenkörperchen faßte Malpighi auch die Milzkörperchen als Drüsen ohne eigenen Ausführungsgang auf. Ihr Sekret sollte sich in den
Milzkämmerchen mit dem Blut vermischen, d. h. das ,,aktivierte" Blut der Milzvene setzt sich nach Malpighi aus dem Blut der Pfortader und dem Sekret der
Milzkörperchen zusammen[11]. Obwohl der Blutstrom in den ,,Cellulae" der Milz

---

10 Stephan Blancard (1650—1702) schreibt, der ,,niemals genugsam gepriesene Herr
Ruysch" habe ihm gezeigt, daß die meiste Substanz der Milz aus Höhlen und Zellen bestehe
(deutsche Übersetzung von Tobias Peuker, Leipzig 1709). In Hermann Boerhaves ,,Phisiologie"
(übersetzt und kommentiert von Johann Peter Eberhard, Halle 1754) wird dazu bemerkt, daß
Ruysch diese Höhlen für die Enden der Schlagadern und nicht für Drüsen ansah (zit. n.
Hofmeier, 1958).

11 ,, ,Quid sit autem illud, quod in Liene sanguini affunditur ... adhuc est obscurissi-
mum' (De liene. Amsterdam 1669, pag. 138) — die chemische Natur des Milzsaftes entzog
sich zunächst jeder näheren Untersuchung. Klar ist nur, daß er von der Milz in die Leber
kommt (und) ... dort seine spezifische Aufgabe zu erfüllen hat. Wiederum ist die Milz zum
Hilfsorgan der Leber deklariert" (Herrlinger, 1965; vgl. S. 7, 16). Clopton Havers erklärt
1691 (in den ,,Acta eruditorum") die Milz im Gegensatz zu Malpighi für eine exokrine Drüse
— wie wir heute sagen würden — die den Schleim für den ganzen Körper bilde und deren
Erkrankung durch Fehlen des Gelenkschleims Rheuma und Arthritis verursache. Albrecht
von Haller (1708—1777), der sich bei der Milz mangels greifbarer Forschungsergebnisse auf
Hypothesen angewiesen sieht, bemerkt dazu: ,,In der Milz kömmt kein Schleim vor, und kein
Weg, worauf derselbe in die Gelenke des ganzen Körpers gebracht werden könne" (,,Elementa
physiologiae corporis humani", 1757; deutsche Ausgabe von Johann Samuel von Haller,
Berlin und Leipzig 1774; vgl. Hofmeier, 1958). Der Volksmund freilich weiß es besser (,,Zeit-
Vertreibungs-Calender" von 1695): ,,Wer mich nehmen mag und lesen, wird an kranker
Milz genesen. Lache, aber lass mich nicht, sonst bekommest du die Gicht!" (Aus einer biblio-
philen Veröffentlichung des Bielefelder ,,Calender-Cabinetts"; zit. nach Meurer, 1969).

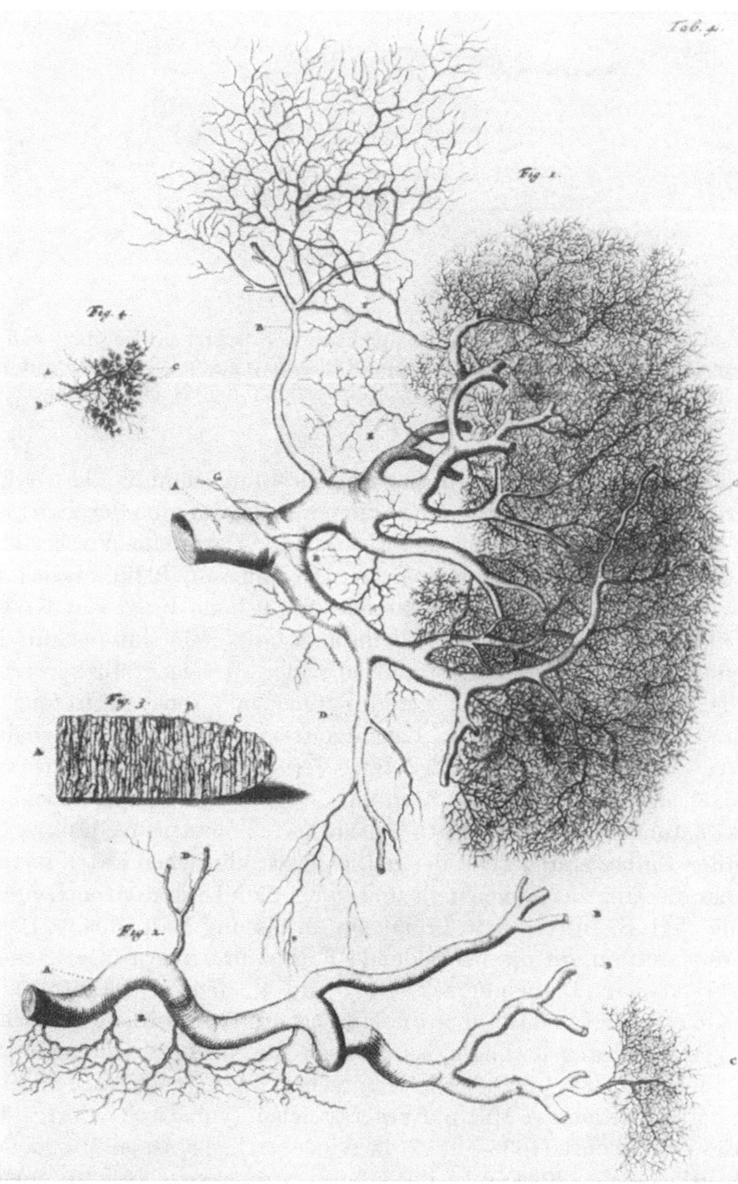

Abb. 7. Die arteriellen und venösen Gefäße der Milz und ihre Endverzweigungen. Nach den Injektionspräparaten von F. Ruysch (in seinem Briefwechsel mit J. J. Capdomercus, 1696; aus der holländischen Übersetzung der Gesammelten Werke, Amsterdam 1744). *Fig. 1* (rechts oben) zeigt die Venen mit dem auch innerhalb des Organs mit den Verzweigungen der Milzvene anastomosierenden „Vas breve venosum" (B), *Fig. 2* (unten) die Arterien mit einem bis in seine feinsten Verzweigungen dargestellten Endast (C). *Fig. 4* (links oben) demonstriert die Endigungen (C: „fasciculi seu penicilli") des arteriellen Gefäßbaumes (A). Nach Herrlinger (1958a, b; vgl. 1965)

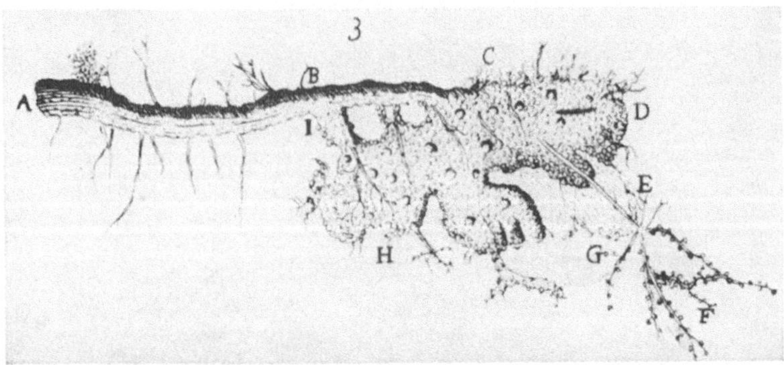

Abb. 8. Erste gedruckte Abbildung der Malpighischen Körperchen der Milz; natives Zupf-präparat. Aus A. van Leeuwenhoek, Microscopical Observations on the Structure of the Spleen, in: Philosophical Transactions XXV, Nr. 307, London 1706. Nach Herrlinger (1958a, b)

stark verlangsamt ist, kommt es doch nicht zur Blutgerinnung, da der Kammer-inhalt durch Kontraktion der Wände in kurzen Zeitabständen durch die Stigmata Malpighii in die abführenden Venen entleert wird. Darin eine Vorwegnahme des heutigen Blutspeicherbegriffes zu erblicken (Heinemann, 1939), erscheint Lerner (1957) allerdings zu gewagt: „Für Malpighi gab es eine Frage des Kreislaufs in der Milz, nicht aber eine solche der Milz im Kreislauf". Eine interessante Parallele zu Malpighis Vorstellung von der Funktion seiner „drüsigen Milzkörperchen" ist die von de le Boë („De lienis et glandularum usu", 1660) vertretene Ansicht, das bereits im Herzen durch die „Lebensgeister" veredelte Blut erhalte durch den Zusatz des Milzsekretes seine letzte Vervollkommnung. Matthias Tilling (1634—1685), der 1673 in seiner „Anatomia lienis" [vgl. J. Th. Schenks „Exer-citationes anatomicae" (1662) und L. Valthusius' „Tractatus med. phys. de liene" (1687)] unter Einbeziehung auch der pathologisch-klinischen Daten das damalige Wissen über die Milz zusammenstellt und dabei die überkommene Lehre von der Melancholie (vgl. S. 10) verwirft, bringt die Auffassung Malpighis und de le Boës von der Milzfunktion auf die verbindende Formel der „Fermentatio sanguinis". Auch Ysbrand van Diemenbroeck (1609—1674), dessen „Anatome corporis humani" (1672) alles bis dato über die Milz bekannt Gewordene kritisch sichtet, pflichtet voll und ganz Malpighi bei. Dessen ungeachtet kann man jedoch in Hinblick auf die vielen, einander widersprechenden zeitgenössischen Meinungen über Bau und Funktion der Milz nur unterstreichen (vgl. Tischendorf, 1969, S. 2), was Charles Drelincourt (1633—1697) in seiner nachgelassenen Milzmonographie („De lienosis", Leyden 1711) schreibt: „Istud porro viscus usus sui gratia, plane litigiosum est: Quot capita, tot sensus. Nemine idem sentiente, ne videatur accessio alterius."

Diese Erbschaft des 17. Jahrhunderts, bereichert durch die Arbeiten von Bla-sius („Anatomia animalium", 1681), Nuck (1692), Gibson (1697), Munnicks (1697) u. a. und erweitert um einige neue Befunde von Morgagni (1718) und Vermeyen (1726), übernimmt das 18. Jahrhundert. Für Malpighi erklären sich in der Folge-zeit vor allem Bartholinus d. Jüngere und Winslow. Caspar Bartholinus (1655 — 1738), dessen Vater Thomas Bartholinus (1616—1680) noch die Hofmannsche

Auffassung von der Milz als einem „Hepar minus" (vgl. S. 16) vertrat, beschreibt 1701 („Specimen historiae anatomicae partium corporis humani") die von ihm mittels der Malpighischen Untersuchungstechnik beobachteten Corpuscula lienalia. Das Milzkapitel in Johann Heinrich Zedlers Universallexikon (1732—1754), der bedeutendsten Enzyklopädie des 18. Jahrhunderts, beruht auf der Darstellung von Jaques Benigne Winslow (1699—1760). In der deutschen Übersetzung von 1754 heißt es: „Man erblicket drüsigte Körnlein in dem Milze des Menschen so wol als in den Milzen der Thiere." Das Maschenwerk der roten Pulpa, ein „gleichsam baumwollenes, durchsichtiges, überaus feines, durch den ganzen Inbegriff des Milzes verbreitetes Gewebe … endigt sich endlich, wenn es alle Zweigungen umschlungen hat, mit schier unmerklichen und untereinander zusammenlaufenden Fächlein; dergestalt, daß — wenn man ein kleines Loch in dem hautichten Umschlage des Milzes machet und dadurch mit einer Röhre hineinbläst, sich zugleich der ganze Inbegriff dieses Eingeweides aufblähet … Malpighi hat dieselbigen für absonderliche Büchslein oder Säcklein gehalten, die ebenso viele kleine drüsichte Körperlein einschlössen" (in Wirklichkeit fand Malpighi in jedem Milzkämmerchen 7—8 Körperchen). Aus den Follikeln gehen nach Winslow zwei kleine „Röhren" hervor: „eine offene, kurze und eine lange und dünnere, welche im Fortlaufen sich an den Wänden des Milzes verlor"; bei der letzteren soll es sich um ein Lymphgefäß handeln. Die Aufgabe der Milz erblickt Winslow, ohne freilich dafür irgendwelche Belege beizubringen, in der Vorbereitung der Gallebildung aus dem Pfortaderblut. Für Hermann Boerhave (1668—1738) ist nur „so viel inzwischen gewis daß hier eben der Bau vorhanden sei, den man in den übrigen Theilen des Körpers antrifft, wo etwas abgesondert wird, und daß daher auch hier gewis eine Absonderung geschehe. Es geht aber aus der Milz kein gemeinschaftlicher Gang heraus, und die limphatischen Gefäße, welche man in derselben gefunden, und welche die ganze Haut umkleiden, lauffen nur zwischen denen zwei Häuten der Milz" (vgl. S. 18). Christian Wolff (1679—1754) schreibt: „Weil der Miltze das Geblüt in so großer Menge zugeführt wird, so kann es nicht ohne sonderbare Ursache geschehen. Allein da man nichts gewisses sagen kan, warum es geschiehet, so wollen wir uns auch mit ungewissen Meinungen nicht aufhalten, sondern erkennen viel mehr, daß in dem Leibe des Menschen noch vieles sey, welches für uns verborgen ist" („Vernünftige Gedanken von dem Gebrauch der Theile in Menschen, Thieren und Pflantzen". Frankfurt und Leipzig 1730). Der gleichen, skeptisch-resignierenden Einstellung zum Problem der Milz wie bei v. Haller (S. 24), Boerhave und Wolff begegnen wir noch bei Georg Prochaska (1752—1820; „Lehrsätze aus der Physiologie des Menschen", Wien 1811) und anderen Autoren des 19. Jahrhunderts.

1703 äußert Günther Christoph Schelhammer (1649—1716) die Vermutung, die Milz sei „eine Herberge des Geblütes in starken (Gemüts-) Bewegungen" (zit. n. Heister). Auch Johann Burcell (1714) erblickt in ihr nicht nur ein „receptaculum melancholiae", sondern auch ein „receptaculum sanguinis": eine Schutzvorrichtung gegen das Zerreißen der Gefäße bei heftigen Emotionen. Daß die Milz — unter Umständen mehrmals am Tage — ihre Größe ändert, war schon in der Antike bekannt. Man faßte jedoch diese Volumenschwankungen rein mechanisch auf, d. h. der gefüllte Magen sollte die Milz wie einen mit Blut vollgesogenen Schwamm gegen die Brustwand auspressen. Von Malpighi ließe sich allenfalls behaupten, er habe „im muskulösen Apparat der Milz so etwas wie ein Herz des Pfortaderkreislaufes gesehen — eine echt barocke Idee, die geringere Geister noch lange beschäftigen sollte" (Herrlinger, 1958a)[12]. Die neue Hypothese einer echten hämodynamischen Funktion der Milz im Sinne Schelhammers wurde u. a. von Frömig („De liene eiusque usu", Halle 1794), Benjamin Rush (1745—1813) und Thomas Hodgkin (1798—1866) aufgegriffen. Es sollte aber noch lange dauern, bis F. Miescher (1881) und J. Barcroft (1872—1947) die experimentellen Beweise für die Blutspeicherfunktion der Milz erbrachten. Die Vorstellung einer „kreislaufregulierenden Milz" wurde noch 1835 von C. J. M. Langenbecks (1776—1851) Schüler J. C. H. Giesker (1808—1858), einem der ersten Vertreter der „exakten" Richtung, ganz entschieden abgelehnt. Ihm und seiner Zeit schien es „undenkbar, daß die Natur irgendein Organ ... zu keinem anderen Zweck geschaffen habe, als krankhafte Störungen auszugleichen" (Herrlinger, 1958b).

Für Ruyschs Schüler Lorenz Heister (1683—1758) existierten die Malpighischen Körperchen ebenso wenig wie für Schelhammer, der sie für „bloße Einbildung" hielt. Die Aufgabe der Milz sah Heister darin, das vom Herzen über die A. lienalis zuströmende und über die V. lienalis zur Leber abfließende Blut in die Lage zu versetzen, in der Leber aus dem „dicken" Pfortaderblut die Galle zu bereiten. Reymond Vieussens (1641—1716) erklärte auf Grund von Quecksilberinjektionen an macerierten Organen die Malpighischen Milzkämmerchen für Zerreißungsartefakte. Zugleich äußerte er aber auch erstmalig den Verdacht, es müsse im Übergangsbereich zwischen arterieller und venöser Milzblutbahn eine Art Verschlußmechanismus vorhanden sein. In dem das anatomische Wissen gegen Ende des 18. Jahrhunderts repräsentierenden, vierbändigen Lehrbuch von Georg Friedrich Hildebrandt (1764—1816) wird die Milz als Blutschwamm bezeichnet. Malpighi und Winslow seien mit der Annahme von „Acini" im Irrtum gewesen, auch fände man „weder absondernde Gefäße, noch Ausführungsgänge". Die revolutionäre „Vorstellung Malpighis von einer inneren Sekretion wollte (eben) immer noch nicht in die Köpfe der in erprobten Modellen denkenden Anatomen" (Herrlinger, 1965). Die der Milz von Hildebrandt zugeschriebene Funktion ist ein „vorsichtiger Kompromiß aller Meinungen, die seit Malpighi darüber zu Papier gebracht worden waren" (Herrlinger, 1958b).

Die wissenschaftliche Grundkonzeption des 19. Jahrhunderts, der als solcher schon in der Antike — bei Heraklit (um 500 v. Chr.)[13] — nachweisbare Ent-

---

12 Im Vorstellungskreis des 18. Jahrhunderts wurzelnde Termini wie „Hilfspumpwerk" (Roy, 1882; Guillery, 1938), „Motor" oder „elastisches Herz" (Rotter und Büngeler, 1955) des Pfortaderkreislaufes, „Milzsystole und -Diastole" (Roy, 1882), „dynamische Milzdekompensation" (Ewerbeck, 1947a, b, 1949, 1953) usw. — die allenfalls auf gewisse, extrem muskelkräftige tierische (Speicher-) Milzen zutreffen — werden auch heute noch unbedenklich für die (muskelschwache) menschliche Milz (vgl. S. 50) gebraucht. Rolshoven (1957; vgl. Booz, 1964) nennt auch die — bei Rodentiern und gewissen anderen Säugern mit einer Schraubenklappe [Hyrtl, 1870 (zit. n. Booz)] ausgestattete, contractile — V. portae ein „Intercor" (vgl. Mislin, 1963: „Hilfsherz") zwischen Darm- und Lebercapillaren und erblickt selbst in der menschlichen Pfortader ein solches „Leberherz" [zur Kritik s. Heilmeyer (1965), Tischendorf (1969)].

13 Wie wir heute alles „Sein" als ein „Gewordenes" auffassen, so erkannte Heraklit in der unaufhörlichen Bewegung des „Werdens" das Wesen der Welt. Sein Gedanke ging freilich tiefer: Er sah im „ewigen Fluß aller Dinge" („πάντα ῥεῖ") gleichzeitig „die Ruhe des Beständigen und so im Werden zugleich das ewig Bleibende — nicht nur die Veränderung an sich.

wicklungsgedanke, läßt auch das Milzproblem in neuer, vergleichend-anatomischer Sicht erscheinen [zur Anatomie und Physiologie der Milz im 19. Jahrhundert s. auch Mahlenbrey (1959)]. Daß niedere Tiere (Wirbellose) noch keine Milz besitzen, war seit langem bekannt. Aber gleich bei ihrem ersten Erscheinen in der Tierreihe, bei den Fischen — so argumentiert Johann Bernhard Wilbrand (1779—1846) — sei die Milz so groß, daß „die Natur unmöglich mit diesem Organ hier zuerst hervorgetreten sein" könne[14]. Sie müsse vielmehr „in den vorhergehenden Thieren mit der Entwicklung eines anderen Organs noch verschmolzen seyn", und diese „Vor-Milz" sei nichts anderes als die Leber („Isis", 1821). Ignaz Döllinger (1770—1841) dagegen erklärt die Leber für eine Vereinigung von Milz und Pankreas oder läßt der eigentlichen, rechts im Oberbauch gelegenen Leber links eine Art dissoziierter Leber das Gleichgewicht halten (vgl. S. 9), bei der sich Parenchym und Ausführungsgänge „getrennt hätten: aus dem einen sei die Milz, aus dem anderen das Pankreas" entstanden. An anderer Stelle wieder „degradiert er die Milz zu einer rudimentär gebliebenen ,linken Leber' " (vgl. S. 16), „die vom Magen und Pankreas ,verdrängt' worden sei" (Herrlinger, 1958 b).

Lorenz Oken (1779—1851), Freund Goethes und Mitbegründer der „Gesellschaft deutscher Naturforscher und Ärzte" (1822), schreibt im 4. Band seiner „Allgemeinen Naturgeschichte für alle Stände" (Stuttgart 1833): „Die Milz ist nichts anderes als eine Verfilzung von vielen Gefäßen ohne allen Ausführungsgang ... Der zweyte Ast (der Pfortader) geht zur Milz, in der er sich ins Unendliche verzweigt ..., und wovon die letzten Enden sich an den Magen heften und die kurzen Blutadern heissen; aus ihnen kommt beim sogenannten schwarzen Erbrechen das Blut in den Magen ..." Den Magensaft betrachtet Oken „als einen sehr verdünnten, oxydierten ... Schleim ... Die Oxydation kommt ihm ohne Zweifel aus der Milz ... wesentlich ist demnach der Magensaft ein Product der Milz ... Das Gefäßsystem für den Magen ist offenbar die Milz, man kann ihr füglich die Bedeutung der Magenkieme geben. Bey manchen niederen Thieren ist es bloß ... der Darm, also der Magen, welcher Kiemen bekommt und athmet; ...Etwas ähnliches kommt sogar noch bey den Fischen vor ... Das Gefäßnetz, welches bey den genannten Thieren gleichförmig unter dem Magen vertheilt ist, sammelt sich bei den vier oberen Classen auf einer bestimmten Stelle, bildet eine dicke Masse von gefilzten Gefäßen und heißt Milz".

Es ist Heraklits Erbe, wenn Goethe schreibt: ,Das Ew'ge regt sich fort in allem, denn alles muß in Nichts zerfallen, wenn es im Sein verharren will.'... Der ,Fortschritts'-Gedanke, welcher unser technisches Zeitalter beherrscht, ist der Stiefbruder des Entwicklungsgedankens, der selbst kein Vorurteil über die Richtung seines Laufes in sich birgt" (Goerttler, 1950).

14 Histogenese und Topographie der Vertebratenmilz (Abhängigkeit vom Cölom) veranlaßten Hausmann (1932, 1933) einen „Anschluß nach unten" — zu den Avertebraten — zu suchen. Schon das Axialorgan der Echinodermen nähere sich nach Lage und Bau der Milz, noch naheliegender sei der Vergleich mit dem Herzkörper mancher Anneliden: „Auf die Homologie wäre wohl schon früher geachtet worden, wenn nicht die unglückliche Bezeichnung des Dorsalgefäßes als Herz und ... des darin liegenden Gebildes als Herzkörper von einem Vergleich abgelenkt hätten. Sonst stimmt ... alles, die Lagerung an der dorsalen Darmlinie, die Einlagerung in das dorsale Mesenterium, der histologische Aufbau, die primären Leistungen, ja sogar der Streit über die Genese, wobei die Annahme einer entodermalen Herkunft gegenüber der mesodermalen ... unterlag." Eine interessante Hypothese, die meines Wissens nie ernstlich überprüft wurde (vgl. Tischendorf, 1969).

Diesen stark naturphilosophisch beeinflußten Theorien von Wilbrand, Döllinger, Oken u. a. war ebenso wenig Dauer beschieden wie den Spekulationen
der Galvanisten, die um die Wende zum 19. Jahrhundert die Milz für einen
„elektrischen Apparat, welcher in dem Blute eine Modifikation hervorbringt"
(Artaud) erklärten oder gar die A. lienalis und A. gastro-epiploica sinistra mit
dem Metallüberzug einer Leidener Flasche verglichen. Geradezu verblüffend
modern mutet demgegenüber an, was Heinrich Weber 1833 (in Johann Christian
Rosenmüllers „Handbuch der Anatomie des menschlichen Körpers") über die
Funktion der Milz schreibt: „Da die vena lienalis ein Hauptzweig der vena
portae ist, so ist zu vermuthen, daß die Milz dazu bestimmt sey, das Blut zur
Absonderung der Galle in der Leber tauglicher zu machen, und zugleich eine
Mischungsänderung in dem Blute zu bewirken, die vielleicht auf eine ähnliche
Weise hervorgebracht wird, als die, welche die Lymphe in den Lymphdrüsen
zu erleiden scheint. Durch die Milzvene und die zahlreichen Lymphgefäße
können Säfte, die eine Veränderung erlitten haben, ausgeführt werden. Besondere
Ausführungsgänge gibt es nicht. Die Milz hat, so wie die Schilddrüse und die
Lymphdrüsen, die Eigenschaft, bei gewissen Fehlern der Säfte sich krankhaft zu
vergrößern. Bei lebenden Thieren ist sie zuweilen ohne sichtbaren Nachtheil aus-
geschnitten worden."

Joseph Conrad Heinrich Giesker (1808—1858) — „vielleicht der letzte Lieno-
loge, der von den griechisch-römischen Autoren bis in seine Zeit alle wichtige
Literatur über die Milz noch selbst gelesen hat" (Herrlinger, 1965) — kommt
in seinen „Anatomisch-physiologischen Untersuchungen über die Milz des Menschen nebst den Angaben der aelteren und neueren Schriftsteller" (Zürich 1835)
zu dem Schluß, die meisten Untersucher seien mit dem sich rasch zersetzenden,
in seinem Feinbau so empfindlichen Organ viel zu gewaltsam umgesprungen.
Ein Eindruck, dessen man sich auch heute gewissen Durchspülungs- und Injektionsmethoden gegenüber (vgl. S. 20, 48) nicht erwehren kann! Nachdem fest-
stehe, meint Giesker, daß die Milz zum Magen keine engeren Beziehungen besitze
als die übrigen Bauchorgane und ihre Größe von der Magenfüllung unabhängig sei
(Francois Xavier Bichat, 1771—1802), müßten die das Milzvolumen beeinflussen-
den Faktoren erneut analysiert werden. Wolle man der Funktion der Milz näher-
kommen, so seien nicht nur die Folgen der Splenektomie und ihre etwaige Kom-
pensation durch andere Organe zu studieren, sondern es sei auch unbedingt nötig,
sich eingehender mit dem Inhalt der Milzvene zu beschäftigen; eine Forderung,
der in unserer Zeit vor allem Herrlinger (1947) Rechnung getragen hat. Auch
embryologische, vergleichend-anatomische, pathologische und besonders mikroskopische Untersuchungen müßten das Ihre tun, die Natur der Milz zu enträtseln,
die Giesker für eine „Blutdrüse" — eine Drüse mit innerer Sekretion also —
erklärt. Die viel diskutierte Frage, ob das Blut in der Milz „salinischer" oder
„alkalischer", dicker oder dünner werde, ist für Giesker insofern gegenstandslos,
als seiner Überzeugung nach „solche rein chemischen (und physikalischen) Prozesse
im tierischen Organismus gar nicht statthaben" (Herrlinger, 1958b). Es stimmt
nachdenklich, daß in der Tat auch die modernsten blutchemischen Untersuchungs-
verfahren das Milzproblem bisher nicht wesentlich gefördert haben (vgl. S. 46)[15].

---

15 Dazu Kühnau (1965; vgl. S. 12): „Der biochemischen Forschung, die auf allen anderen
Gebieten der Medizin in den letzten Jahren großartige Erfolge zu verzeichnen hatte, ist es

Die entscheidenden Fortschritte sollten denn auch nicht aus dieser Richtung, sondern — wie von Giesker vorausgesehen — von seiten der aufstrebenden mikroskopischen Forschung kommen.

Johannes Müller (1801—1858) erhob schon in seiner ersten, heute so gut wie vergessenen mikroskopischen Milzstudie („Über die Struktur der eigenthümlichen Körperchen in der Milz einiger pflanzenfressender Säugethiere", Müllers Archiv 1834) drei wichtige neue Befunde. Zunächst stellte er fest, daß die Milzarterien von einer „weißen Scheide" — unserer heutigen Lymphscheide — umgeben sind und die Malpighischen Körperchen nichts anderes als Auswüchse dieser Scheide darstellen (Abb. 9). Die Arterien verbreiten sich nach Durchlaufen der Körperchen „auf das feinste in der umgebenden rothen, pulpösen Substanz der Milz". Er sah ferner die arteriellen Endcapillaren direkt in die von ihm gefundenen Milzsinus — „vielfach untereinander anastomosierende Kanäle" — übergehen; eine „geschlossene Blutbahn also, die ihm unproblematisch ist, da er an eine Alternative gar nicht denkt" (Herrlinger, 1958b). Und endlich drang er in eine bis dato unerforschte mikroskopische Größenordnung vor: Bei stärkerer Optik erwiesen sich die zunächst als eine flüssige, farblose, körnige Materie imponierenden lymphatischen Scheiden und Malpighischen Körperchen zusammengesetzt „aus fast lauter gleichgroßen Körperchen, welche ungefähr so groß wie Blutkörperchen, aber nicht wie Blutkörperchen platt, sondern unregelmäßig kugelförmig sind. Diese Körperchen sehen unter dem Mikroskop gerade aus wie die Körnchen, welche die rothe Substanz der Milz ausmachen". Diese an der Schweinemilz erhobenen Befunde ohne weiteres auf die menschliche Milz zu übertragen, war Müller zu vorsichtig, wie er auch keine eigene neue Theorie und Nomenklatur der Milz entwickelte. Unter „Körperchen" versteht er demgemäß in der weißen Pulpa sowohl die Malpighischen Körperchen als auch die sie zusammensetzenden Lymphocyten und ebenso die farblosen und roten Elemente der roten Pulpa. Auch den Begriff „Cellulae" verwendet er lediglich im Sinne der Malpighischen Milzkämmerchen, wenn er auch deren Existenz mit seiner Methode nicht bestätigen konnte. Den heutigen Zellbegriff prägt erst 1839 Müllers Schüler Theodor Schwann (1810—1882), und Jakob Henle (1809—1885) begründet in seiner „Allgemeinen Anatomie" auf der Basis der Cellulartheorie eine neue Histologie. Über die Aufgaben der Milz äußert sich Müller in seiner „Physiologie des Menschen" (1838) sehr zurückhaltend: „Das Einzige, was man von der Bedeutung der Milz kennt, ist, daß sie keine große Bedeutung in der thierischen Oekonomie hat, indem sie nach übereinstimmenden Erfahrungen vieler Beobachter ohne irgend eine erhebliche Folge exstirpiert werden kann ... Die Funktion

---

bisher nicht gelungen, der Milz eine eindeutige und essentielle Funktion im menschlichen Stoffwechselgeschehen zuzuordnen. Trotz zahlreicher ... Einzelbeobachtungen über biochemische Leistungen von Milzextrakten und Milzhydrolysaten ist es bisher nicht möglich gewesen, den Nachweis zu erbringen, daß die Milz eine für den Gesamtorganismus entscheidende und unvertretbare Aufgabe zu erfüllen hätte; ja diese ... Einzelbeobachtungen sind so disparat und so wenig miteinander in Einklang zu bringen, daß sie die biochemische Milzforschung eher in Verwirrung gebracht als gefördert haben ... Und doch wäre es falsch zu glauben, daß die Milz keinerlei eigenständige biochemische Leistung zu vollbringen vermag. Gerade die neuere, morphologisch orientierte Milzforschung hat wesentliche Anhaltspunkte für ein beginnendes Verständnis der stofflichen Aufgaben dieses Organs ergeben ... (und) auch der physiologisch-chemischen Erforschung der Milz neue Impulse verliehen."

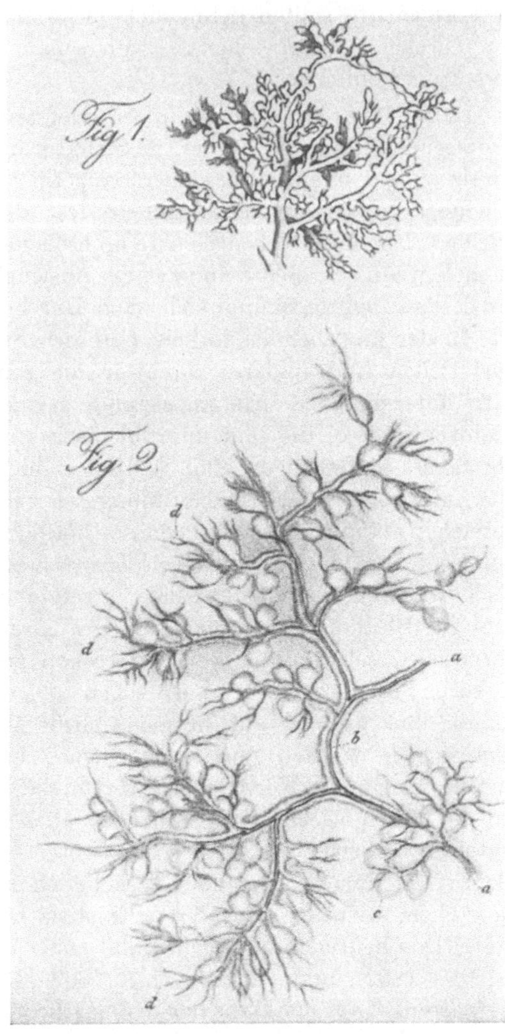

Abb. 9. Die arterielle Endverzweigung in der Milz mit der ersten Darstellung der lymphatischen Scheide (= „weiße Pulpa"). Aus Joh. Müller, Müllers Archiv f. Anat. u. Physiol. 1834, S. 80—90. *Fig. 1* (oben): Die lymphatische Scheide mit den weißen Körperchen aus der Milz eines Schweines. Vergr. 2:1. *Fig. 2* (unten): Ein Teil davon nach der Injektion von rotem Leim. Man sieht die Arterie in der Scheide und die weißen Körperchen, „durch welche die Arterienzweigelchen hindurchgehen und an welchen sie zum Theil vorbeigehen". Nach Herrlinger (1958b; vgl. 1965)

der Milz beruht wahrscheinlich ... in einer unbekannten Veränderung des durch ihre Gewebe durchgehenden Blutes" bzw. einem Beitrag zur Blutbildung, „indem die Lymphe zur übrigen Lymphe ergossen wird ..." Immerhin klingt hier schon etwas von den Funktionen an, die wir heute der roten und weißen Milzpulpa zuschreiben.

Die Bedeutung der 1854 erschienenen großen Monographie Henry Grays (1825 bis 1861) „On the Structure and Use of the Spleen" [vgl. William Sanders' „On

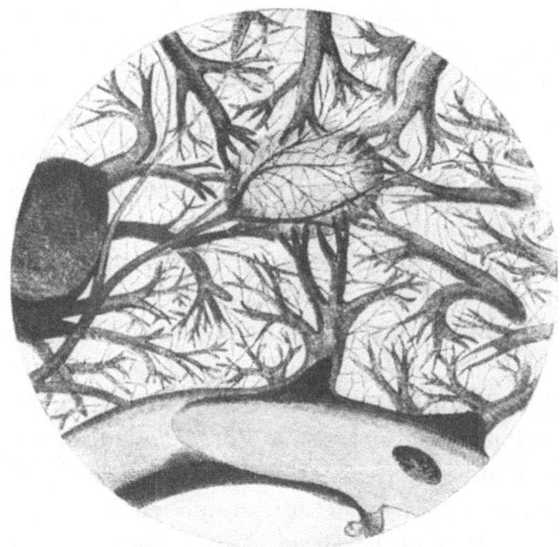

Abb. 10. Ein Milzkörperchen und seine Beziehungen zu den benachbarten Blutgefäßen. Das Körperchen sitzt an der Verzweigungsstelle der Arterie, während die Venenanfänge radiär um das Körperchen herum angeordnet sind. Nach H. Gray, On the Structure and Use of the Spleen. London 1854. Aus Herrlinger (1958b)

the Structure of the Spleen" (1850)][16] beruht in erster Linie auf dem Bildmaterial; ein großer Teil davon „könnte als Illustration zu den Texten Malpighis gelten. Gray hat Johannes Müller studiert und die lymphatische Scheide viel besser abgebildet als er selbst" (Herrlinger, 1958b). Aus Eigenem steuert Gray eine Übersicht über die topographische Anordnung der Malpighischen Körperchen, der arteriellen Endcapillaren und der Anfänge der Venenbahn bei (Abb. 10). Nach Gray gerät der Gebrauch der Lupe und der durch sie vermittelte Einblick in den dreidimensionalen Aufbau der Organe rasch in Vergessenheit, und bald gilt jeder Anschnitt der weißen Pulpa als Malpighisches Körperchen. Erst in den zwanziger Jahren unseres Jahrhunderts wendet sich das Interesse wieder dem lange Zeit vernachlässigten „makro-mikroskopischen Grenzraum" (Worobiew) zu. Franz Leydig (1821—1908), der der „roten" Milzpulpa die Gesamtheit der Lymphscheiden und -follikel als „weiße" Pulpa gegenüberstellt, unterscheidet noch zwei Netze in der Milz, das „makroskopische Malpighis und das mikroskopische des 19. Jahrhunderts" (Herrlinger, 1958b). Die 1927 von Hartmann und Bennett mit dem Plattenmodellierverfahren demonstrierte trabeculäre Kammerung der Milz — Malpighis „Cellulae" — und die 1949 von Herrlinger durch graphische Rekonstruktion nachgewiesene radiäre Zuordnung der Milzsinus zu den Malpighischen Körperchen waren jedenfalls den Anatomen um die Mitte des

---

16 Bau und Funktion der Milz sind für die englischen Forscher der Mitte des 19. Jahrhunderts ein bevorzugtes Thema, eine regelrechte Preisaufgabe. E. Crisps Stoßseufzer dürfte allen seinen Nachfolgern aus der Seele gesprochen sein: „The investigation which I am about to undertake, is one of so much difficulty, one that has puzzled and bewildered so many who were, perhaps, better competent for the task than myself, that I felt a natural distrust and misgiving at the onset of the enquiry which soon induced me to lay down my pen" („A treatise on the structure and use of the spleen; being one of the three unsuccessful essays for the *Astley Cooper prize* awarded july 1853". London, Teape edit. 1855; zit. n. Arvy, 1965).

vorigen Jahrhunderts vom Lupenbild her noch ebenso geläufig wie die Tatsache, daß die „Penicilli" Ruyschs eigentlich ihren Namen zu Unrecht tragen (Schmelzer, 1936; Herrlinger, 1949; Tischendorf, 1959, 1969; s. auch S. 23, 46).

Die weitere Entwicklung der Milzforschung ist undenkbar ohne den stürmischen Aufschwung der mikroskopischen Technik in der zweiten Hälfte des 19. Jahrhunderts. Das neue, achromatische Mikroskop ermöglichte schon bald Linearvergrößerungen von 500fach und darüber. Die 1858 in Deutschland und England gleichzeitig durch Gerlach und Clarke inaugurierte und seitdem ständig weiter ausgebaute histologische Färbung sowie das 1856 durch Welcker eingeführte Serienschnittmikrotom trugen das Ihrige dazu bei, die Histologie rasch zu einem bevorzugten Arbeitsfeld der Biologen aller Fachrichtungen werden zu lassen. Joseph Gerlach (1820—1896) selbst, der bereits 1850 in seinem „Handbuch der Gewebelehre" unter den verschiedenen „Formelementen der Milzpulpa" auch die 1847 von Albert Kölliker (1817—1905) gefundenen blutkörperchenhaltigen Zellen (Erythrophagen) abbildete, „beteiligte sich wie die besten Histologen seiner Zeit" — darunter auch Rudolf Virchow (1821—1902) — „an der Erforschung der Milz, die jahrhundertelang wie keines der ‚großen Organe' des Menschen ein Rätsel geblieben war und der man nun endlich ihre Geheimnisse entreißen zu können glaubte" (Herrlinger, 1958 b).

Die zwischen 1850 und 1865 in rascher Folge gemachten Entdeckungen fanden ihren Niederschlag in Köllikers „Handbuch der Gewebelehre des Menschen", in dessen 2. Auflage (1855) der Verfasser die Milz — den „Friedhof der roten Blutkörperchen" (1849)[17] — als ein Organ bezeichnet, „in dessen Parenchym massenhaft und zeitweise in vermehrter Menge austretende Blutbestandteile unter Mitwirkung zelliger, in beständiger Bildung und Auflösung begriffener Elemente, vorzugsweise eine regressive, zum Teil auch progressive Metamorphose erleiden..." Durch Injektion von Carmin-Gelatine überzeugte sich Kölliker von der baumartigen, nicht mit einem „Penicillus" (Ruysch) in Einklang zu bringenden Verzweigung der kleinsten Milzarterien (vgl. S. 25, 31) und — wie kurz nach ihm auch Billroth, Gerlach, Leydig, Schweigger-Seidel u. a. — von der Existenz eines Capillarnetzes in den Malpighischen Körperchen. In ihrem Inneren fand er nicht nur reichlich jugendliche weiße Blutzellen, vor allem Lymphoblasten, sondern auch retikuläre Elemente, die Trümmer weißer und roter Blutkörperchen enthielten, letztere allerdings seltener als in der roten Pulpa (Abb. 11). Diese Beobachtungen an der Milz gaben den ersten Anstoß zur Phagocytoselehre von Elias Metschnikoff [1845—1916; zur historischen Entwicklung des Phagocytosebegriffs s. Herrlinger (1956)]. Die Aufklärung der feineren Vascularisation der weißen Pulpa in Abhängigkeit von Entwicklungsgrad, Alter und sonstigen Bedingungen blieb späteren Forschern — vor allem Jäger (1929) und Hoepke (1933ff.) — vorbehalten.

Funktionell gesehen, war die Milz um die Mitte des 19. Jahrhunderts — 1852 erscheint H. Bennets „On the function of the spleen", 1854 G. Stinstras „Com-

---

17 Dazu Barcroft: „I have no wish to deny that the spleen is an important cemetery for red blood corpuscles, any more than I have to tilt against anyone expressing the view that London is the largest cemetery in England" (1925; vgl. Arvy, 1965). Die Lehrbuchmeinung erblickt nach wie vor im Erythrocytenabbau eine der Hauptaufgaben der Milz. „Friedhof der roten Blutkörperchen" besagt freilich noch nicht, daß die Erythrocyten auch in der Milz sterben müssen [Aschkenazy (zit. n. Gelin, 1954); vgl. Tischendorf, 1969, Lit.].

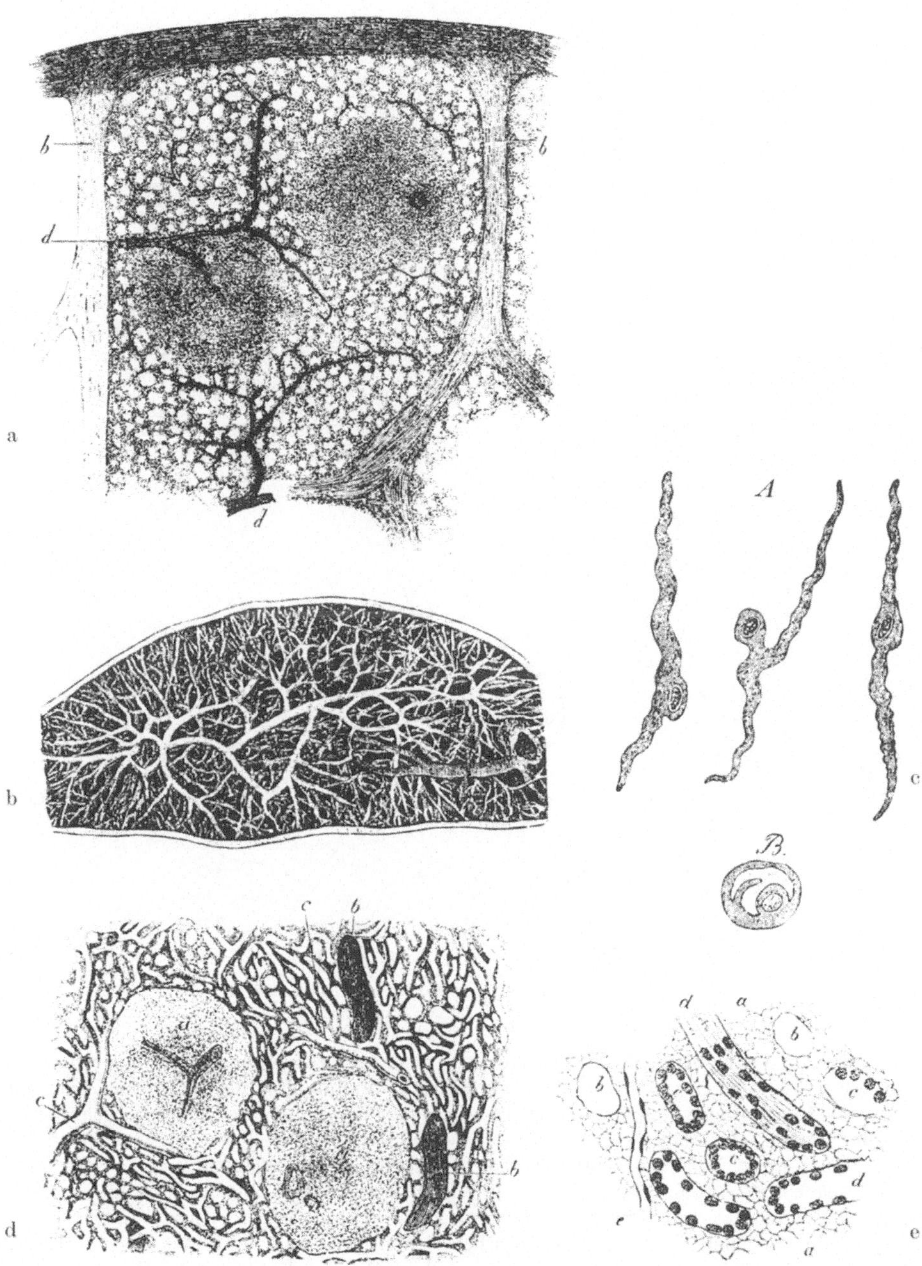

Abb. 11a—i. Textfiguren zum Kapitel „Von den Verdauungsorganen. VII. Von der Milz".
Aus A. Kölliker, Handbuch der Gewebelehre des Menschen, 5. Aufl., Leipzig 1867. a (Fig. 317)
„Senkrechter Schnitt durch die äußersten Lagen der menschlichen Milz. a Faserhaut und
Bauchfell, bb Milzbalken, cc Malpighische Körperchen, eines mit einem Querschnitte der Arterie
des Körperchens, das andere mit einer Längsansicht der Arterie, dd Arterienverästelungen,
injicirt, ee rothe Milzpulpa mit den Venenräumen und dem Milzgewebe; die ersteren (die hellen
Lücken) sind alle mit Blut strotzend gefüllt, welches jedoch nicht dargestellt ist, und etwas
weiter als gewöhnlich. Vergr. 38 ×." b (Fig. 318) „Querschnitt durch die Mitte der Ochsenmilz,
ausgewaschen, um die Milzbalken und ihre Anordnung zu zeigen. Natürliche Größe." c (Fig.
327) „Epithelzellen der Milzvenen des Menschen, eine mit stark hervorragendem Kerne.

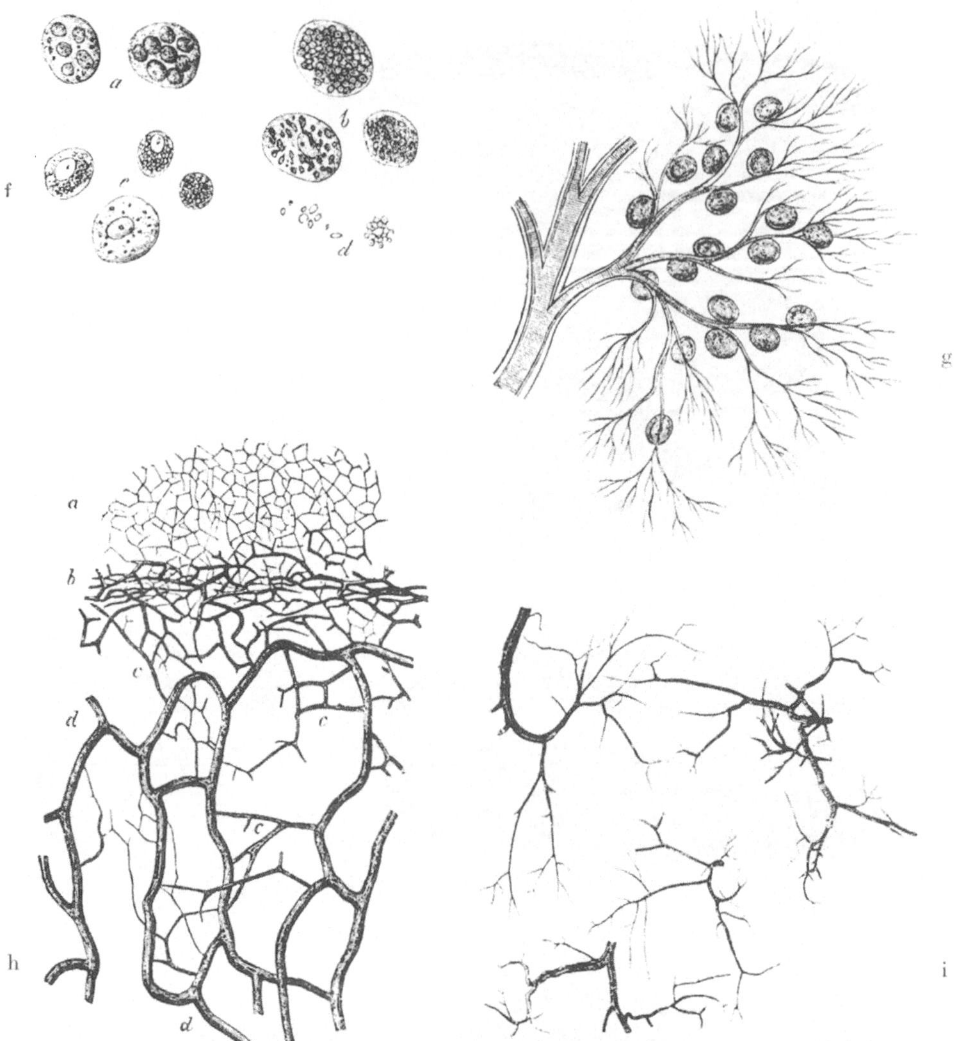

Vergr. 350 ×.'' d (Fig. 319) ,,Ein Schnittchen von einer in Chromsäure und Alkohol erhärteten Milz, Vergr. 38 ×. Nach einem Präparat von Billroth. *aa* Malpighische Körperchen, eines mit einer gabelförmig getheilten Arterie im Inneren, das andere mit zwei querdurchschnittenen solchen Gefäßen, *bb* Milzbalken, *c* Arterie. Das Uebrige sind capillare Venen, Billroth (die hellen Räume) und Balken von Milzgewebe dazwischen (die dunklen Stränge).'' e (Fig. 326) ,,Ein Stückchen der rothen Pulpa einer in Alkohol erhärteten menschlichen Milz, ausgepinselt, Vergr. 250 ×. *aa* Reticulum, *bb* Querschnitte capillarer Venen, deren Epithel abgefallen ist, *ccc* Querschnitte solcher Venen, deren Epithel weniger vollkommen erhalten ist, *dd* Längsansicht von denselben Venen, *e* ein Capillargefäß, im Milzgewebe liegend.'' f (Fig. 321) ,,Blutkörperchen haltende Zellen und ihre Umwandlungen aus der Milz des Kaninchens, Vergr. 350 ×. *a.* Zwei kernhaltige Zellen mit Blutkügelchen, *b* solche Zellen in braune Pigmentzellen umgewandelt, *c* wieder entfärbte Zellen, *d* Pigmentkörner aus frei sich verändernden Blutkügelchen entstanden.'' g (Fig. 322). ,,Ein Theil einer kleinen Arterie mit einem von Malpighischen Körperchen besetzten Aste. Vom Hunde. Vergr. 10 ×.'' h (Fig. 323). ,,Reticulum der Schafsmilz nach einem Präparate von Frey, Vergr. 300 ×. *a* Reticulum der Milzpulpe, *b* Hülle eines Malpighischen Körperchens, *ccc* Reticulum im Inneren des Malpighischen Körperchens, von welch' letzterem nur ein kleiner Theil dargestellt ist, *dd* Capillaren der Körperchen, injicirt. Die Zeichnung von Hrn. Dr. Ebert.'' i (Fig. 325) ,,Arterienenden der menschlichen Milz, Vergr. etwa 25 ×ʻʻ

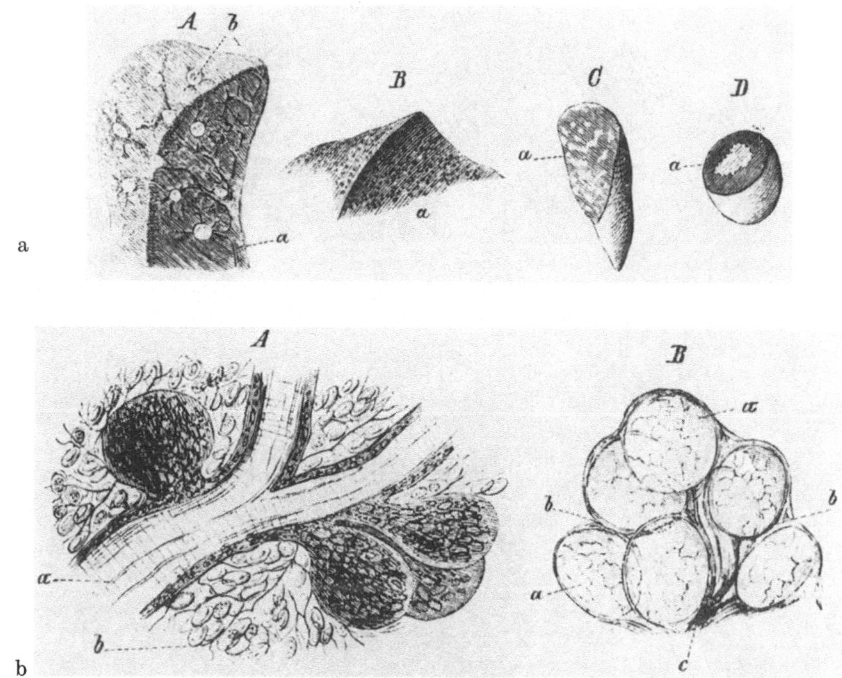

Abb. 12a u. b. Textfiguren zum Kapitel „Vom Gefäßsystem der Wirbelthiere. § 392. Milz".
Aus Fr. Leydig, Lehrbuch der Histologie des Menschen und der Thiere, Hamm 1857. a (Fig.
211) „Stücke von der Milz einiger Thiere (Natürl. Größe). A Von Hexanchus griseus:
a die Randvene, b die durchschimmernden und den Gefäßscheiden aufsitzenden Malpighischen
Körper. B Von Scymnus lichia: a die Schnittfläche, auf der man die traubig gruppirten
Malpighischen Körper unterscheidet. C Von Acipenser: a die Schnittfläche, die weißen Flecke
sind die Aequivalente der Malpighischen Körper. D Von Bombinator igneus (beiläufig 3mal
vergrößert): bei a die Schnittfläche und in ihr der weißgraue Kern." b (Fig. 213) „A Aus der
Milz von Scymnus lichia (starke Vergr.): a Blutgefäß, dessen Tunica adventitia sich zu vier
Malpighischen Körperchen aufbläht, den Inhalt derselben bilden Fettkörner, b die rothe Pulpe,
aus einem Fächergerüst und Blutkügelchen bestehend. B Ein Stück Milz von Coluber natrix
(Geringe Vergr.): a die Follikel mit der Capillarverzweigung im Inneren, b das Bindegewebe
dazwischen, c ein stärkeres Blutgefäß"

mentatio physiologica de functione lienis" — „aus ihrem ‚Sagenzeitalter', wie
F. Kraus es genannt hat, herausgekommen, aber es waren noch keine neuen Anschauungen an Stelle der alten, z.T. gar nicht einmal so falschen getreten...,
die Zeit für exakte Studien der Milzphysiologie war eben noch nicht gekommen.
Ein beredter Ausdruck" der von physiologischer Seite geübten Zurückhaltung
„ist die bekannte, von einigen Johannes Müller, von anderen Du Bois-Reymond
in den Mund gelegte Äußerung: ‚Meine Herren! Wir kommen jetzt zur Milz, über
die Milz wissen wir nichts; soviel über die Milz'" (Hirschfeld und Mühsam, 1930).
Noch 1883 gesteht L. Landois („Lehrbuch der Physiologie des Menschen",
3. Aufl.), die Funktion der Milz sei „überaus dunkel". Vorerst hatte jedenfalls
die Histologie das Wort, und es sollte noch eine Weile dauern, bis sie der Experimentalphysiologie und Pathologie (vgl. Roy, 1882; Schäfer und Moore, 1896;
u. a.) einigermaßen verläßliche Unterlagen zur Verfügung stellen konnte.

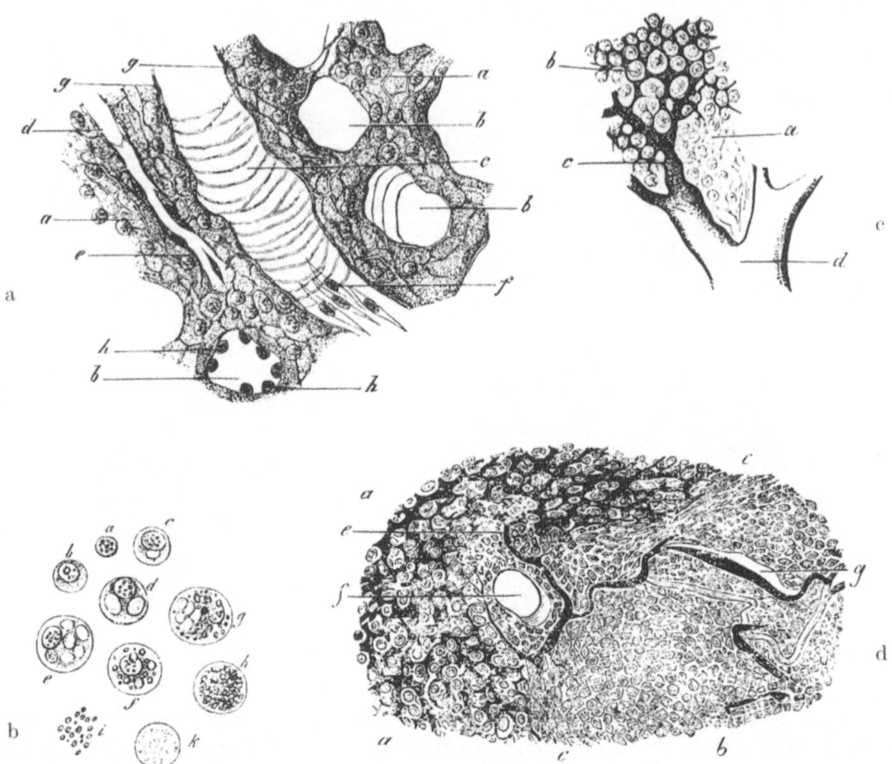

Abb. 13a—d. Textfiguren zum Kapitel „Der Kreislaufapparat. § 227—233". Aus H. Frey, Handbuch der Histologie und Histochemie des Menschen, 2. Aufl., Leipzig 1867. a (Fig. 391) „Aus der Pulpa der menschlichen Milz, Pinselpräprat (Kombination): a Pulpastränge mit dem zarten Netzgerüst; b Querschnitte der kavernösen Venenkanäle; c Längsschnitt eines solchen; d Haargefäß in einer Pulparöhre, bei e sich auffasernd; f Epithel der Venenkanäle; g Seitenansicht desselben; h sein Querschnitt." b (Fig. 392) „Zellen aus der Milzpulpa des Menschen, Ochsen u. Pferdes: a—d gewöhnliche Zelle (Lymphkörperchen); c gekörnte Zelle mit einem Blutkörperchen (?) im Innern; d mit zweien; e solche mit mehreren Blutkörperchen vom Ochsen; f eine Zelle desselben Thieres mit fettartigen Körnchen. g—k vom Pferde. g eine Zelle mit mehreren frischen Blutkörperchen und den Körnchen letzterer Figur; h Zelle mit einem Körnchenhaufen; i derselbe frei; k Zelle mit farblosen kleinen Molekülen." c (Fig. 393) „Aus der Milz des Igels (nach W. Müller): a Pulpa mit den intermediären Strömen; b Follikel; c Grenzschicht desselben; g seine Haargefäße; e Uebergang derselben in den intermediären Pulpastrom; f Querschnitt eines Arterienzweiges am Rande des Malpighischen Körperchens". d (Fig. 394) „Aus der Schafsmilz (doppelte Injektion): a Netzgerüst der Pulpa; b intermediäre Pulpaströme; c ihr Uebergang in die Venenanfänge mit unvollkommener Wandbegrenzung; d Venenäste"

Franz Leydig vertritt 1857 („Lehrbuch der Histologie des Menschen und der Thiere"; Abb. 12) die Ansicht, daß die Milz „mit dem Bau der Lymphdrüsen die größte Verwandtschaft gemein" habe. Milz und Lymphdrüsen unterschieden sich allenfalls darin, „daß die Milz rothe und graue Pulpa zugleich (besäße), die Lymphdrüsen aber blos die letztere." 1860 faßt J. Henle die Milz mit den Zungenbälgen, Darmfollikeln, Lymphknoten und dem Thymus zu einer Gruppe der „Conglobirten Drüsen" (s. auch 1873; vgl. Fr. Schweigger-Seidel, 1862, 1863) zusammen, und Heinrich Frey (1822—1890) prägt 1867 („Handbuch der Histologie

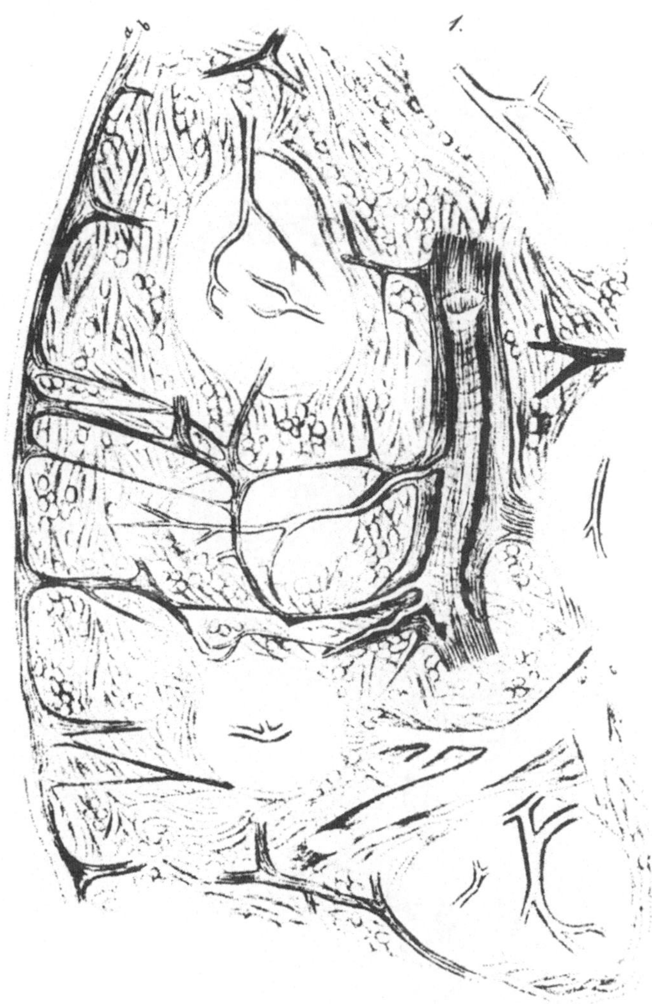

Abb. 14. „Ein feiner Abschnitt einer menschlichen Milz (45fache Vergr.): *a* Tunica serosa,
b Tunica propria s. albuginea der Milzkapsel." Aus Th. Billroth, Virchows Arch. path. Anat.
Bd. 20, S. 409—425 (1861)

und Histochemie des Menschen"; Abb. 13) den Begriff der Blutlymphdrüse, „bei
welcher das System der lymphatischen Gänge durch Blutgefäße ersetzt" ist.
Kurz zuvor, 1861, war bei Friedrich Grohé (1830—1886), der in der roten Pulpa
sackähnliche, von arteriellen Capillaren umschlungene „Milzkolben" als eigentlich
sekret- und zellbildendes Parenchym beschrieb, noch einmal die längst überholt
geglaubte Vorstellung von der Milz als einer tubulösen Drüse aufgetaucht. Ein
Irrtum, der von Theodor Billroth (1829—1894) — der gerade die Milz „wie
niemand zuvor kennenzulernen im Begriffe stand" (Herrlinger, 1958b) — sogleich
berichtigt wurde. Mit Billroths Arbeiten (1857/62), die in der Entdeckung der nach
ihm benannten „capillaren Venen" gipfelten, erreicht die Milzforschung des „mikroskopischen Jahrhunderts" ihren Höhepunkt (Abb. 14, 15).

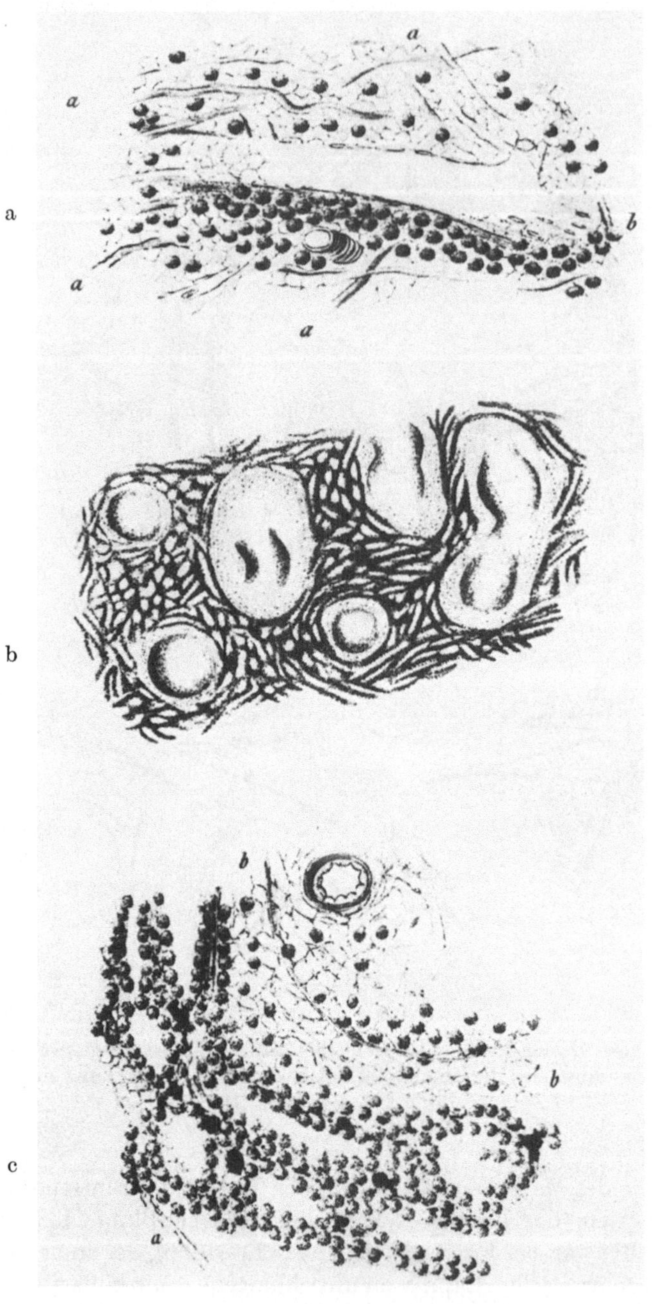

Abb. 15. a (*Fig. 1*) „Aus einer Schafsmilz (400fache Vergr.): *a, a, a, a* feines Trabekelnetz
aus muskulösen Faserzellen, Capillaren und grauen Nervenfasern, *b* Wand einer Milzvene.“
b (*Fig. 2*) „Milzbläschen und Milzvenenplexus aus einer Kaninchenmilz (20fache Vergr.).“
c (*Fig. 3*) „Ausschnitt aus *Fig. 2* bei 400facher Vergr.: *a* feines Trabekelnetz (s. oben!),
b Netzgewebe um das Milzbläschen (Umhüllungsraum).“ Aus Th. Billroth,
Z. wiss. Zool. Bd. 11, S. 325—340 (1862)

Die Wandung der „capillaren Venen" oder „cavenösen Milzvenen-Sinus" (Lit. bei Björkman, 1947) besteht nach Billroth aus längsgerichteten, zaunlattenartig auf Lücke stehenden Spindelzellen oder „Milzstäbchen", die von Kreisfasern — schon kurz zuvor von Henle beobachtet, aber falsch gedeutet — zusammengehalten werden. Dieser im Organismus einzig dastehende Bau der „Venensinus" ist es, der eine vollständige, durchgehende Gefäßinjektion der Milz nicht zustande kommen läßt. Zwischen den Sinus beschreibt Billroth ein intervasculäres Reticulum, die heutigen Billrothschen Stränge. „Hier verströmt sich das aus den Enden der arteriellen Capillaren ausgetretene Blut, um nach einiger Zeit durch die Maschen der Venensinus wieder in ein geschlossenes Gefäßsystem einzutreten. Das ist die morphologische Grundlage für die Idee des sog. offenen Kreislaufs. Sie ist bis heute ein Zankapfel der Milzforscher geblieben" (Herrlinger, 1958 b; Lit. bei Klemperer, 1938; Björkman, 1947; Gelin, 1954; Tischendorf, 1959, 1969). Billroth selbst ist von dieser Konzeption eines „offenen" Milzkreislaufs bald wieder abgekommen und zu einem entschiedenen Verfechter des „geschlossenen" Kreislaufs, d.h. einer unmittelbaren, kontinuierlichen Verbindung von arteriellen Capillaren und Sinus, geworden.

Frey distanziert sich deshalb auch 1867 („Handbuch der Histologie und Histochemie", S. 490) von Billroth mit den Worten, dieser habe „in einer früheren Publication den lacunären Strom in der richtigen Weise vermuthet (Virchows Archiv, Bd. 20, S. 415). Später gab er diese Ansicht wieder auf und vertheidigte den directen Übergang des Haargefäßes in die Vene. Da ein Theil jener Injektionsstudien ... gemeinschaftlich von Billroth und mir angestellt worden war, ich aber, wenn auch nicht über alle Zweifel hinaus, den wandungslosen Pulpastrom annehmen zu müssen glaubte, habe ich schon im Jahresberichte der Histologie für 1861, S. 92, erklärt, daß ich für jenen letzteren Ausspruch meines Collegen keine Verantwortlichkeit mit übernehmen könne. Es ist mir deshalb unbegreiflich, wie ... W. Müller (S. 61) mich neben Gray, Billroth, Kölliker und Schweigger-Seidel zu einem Anhänger jener Theorie der directen Einmündung der Milzcapillaren in die Venen machen konnte." Wie die zuvor Genannten war auch Schweigger-Seidel 1862 „zu der Überzeugung gelangt, daß die Arterien sich direct in die Venen fortsetzen, ohne daß zwischen beide Systeme das Netzwerk des Milzgewebes oder ein engmaschiges Netz besonderer Pulpacapillaren eingeschoben ist".

Albert (v.) Kölliker [Biographie s. Lerner (1964)] äußerte sich anfangs (1847/49 in „Todd's Cyclopaedia of Anatomy and Physiology") sehr zurückhaltend zur Frage der terminalen Strombahn der Milz: "I do not believe that either injection or inflation of the vein or a microscopic examination will ever give any definite conclusion hereto[18]. For these vessels ... are of such delicate texture, that they

---

18 Noch 100 Jahre später liest man fast das gleiche bei Williams (1950: Nachweis des „geschlossenen" Kreislaufs am Milzautotransplantat in der Kaninchenohrkammer): „It does not seem likely that traditional histological methods, or further studies with transillumination methods will resolve to the satisfaction of everyone the differences of opinion and interpretation concerning splenic structure and function with which the literature abounds." Als mich Herrlinger 1959 dazu beglückwünschte, „das nun herausgebracht zu haben, was (er) vergeblich suchte" (vgl. Herrlinger, 1949; Tischendorf, 1959; s. auch S. 48), fügte er hinzu: „Ich gestehe: ich hatte nicht damit gerechnet, daß es mit einer im Grunde so konservativen Untersuchungsmethode gelingen könnte, dem Geheimnis der arteriellen Endcapillaren auf die Spur zu kommen und den Amerikanern mit ihrer Lebendbeobachtung mehr Kredit zu geben" (Brief an den Verf. vom 22. 10. 59).

tear by the slightest mechanical force while by the microscope they cannot
be distinguished from the surrounding constituents of the pulp." 1867 dagegen
schreibt er in der 5. Auflage [in der 6. Aufl. (1902) ist das Milzkapitel v. Ebner
übertragen] seines ,,Handbuch(s) der Gewebelehre" (S. 461 ff.), bezüglich der Art
und Weise des Zusammenhanges von Capillaren und Venen in der Milz seien
die wichtigsten Ansichten folgende: ,,1. Es findet sich ein unmittelbarer Zusammenhang der Arterien und Venen... a) Die Capillaren ergießen sich unmittelbar
in die sog. capillären Venen, und fehlt, mit Ausnahme der Milzbläschen, ein
Capillarnetz ganz und gar. Diese Ansicht vertheidigt vor allem Billroth nach
seinen letzten Untersuchungen und Schweigger-Seidel. Auch Gray bezeichnete...
diese Art des Zusammenhangs der beiderlei Gefäße als die gewöhnlichste, nahm
aber außerdem noch einen Ursprung der Venen aus den Intercellularräumen der
Pulpa an. Ferner können auch Grohé und Basler als Anhänger dieser Auffassung bezeichnet werden. b) Arterien und Venen hängen durch ein wirkliches
Capillarnetz zusammen. Axel Key, der einzige Vertreter dieser Ansicht, verlegt
das Capillarnetz in das eigentliche zwischen den capillären Venen Billroths
liegende Milzgewebe ... 2. Arterien und Venen hängen nicht unmittelbar zusammen, sondern verbinden sich nur durch Intercellularräume des Milzgewebes. Diese
Ansicht, die schon früher Vertreter" — darunter auch Leydig (1857) — ,,besaß,
hat erst durch Stieda und W. Müller eine bestimmte Grundlage erhalten". Köllikers Meinung nach kann es sich nur um die Auffassung von ,,Billroth einerseits, Stieda und W. Müller andererseits handeln, denn daß die von Axel Key
injicirten feinsten Netze keine Kanäle mit Wandungen sind, darf mit Schweigger-
Seidel bestimmt angenommen werden. Die Entscheidung zwischen beiden... ist
gewiß nicht leicht, doch scheint mir die größere Wahrscheinlichkeit für ... Billroth zu sprechen."

Die Gründe, die Kölliker für seine Ablehnung einer ,,offenen" Milzblutbahn
anführt, sind heute noch ebenso gültig und aktuell wie im Jahre 1867:,, 1) Die
Annahme, daß das gesamte Blut der Milzarterie[19]... immerwährend durch Lücken
des Reticulum hindurchfließe, ... scheint mir physiologisch unmöglich, indem in
einem solchen Falle der Blutbewegung colossale Widerstände sich entgegensetzen
würden. 2) Wäre diese Annahme richtig, so müßte das Milzgewebe zu jeder Zeit
massenhaft von rothen Blutzellen durchzogen sein. Dies ist jedoch nicht der
Fall, denn wenn schon das Milzgewebe in der Regel eine gewisse Zahl rother
Blutzellen aufzuweisen hat, so sind dieselben doch nicht in einer solchen Menge
vorhanden, wie es der Stieda-Müllerschen Auffassung zufolge der Fall sein
müßte. Am belehrendsten scheinen mir ... Milzen, in denen durch Unterbindung
der Milzgefäße die Entleerung des Blutes verhindert und eine natürliche Injektion der Blutgefäße erzielt worden ist, indem..., wie ich mit Basler finde, die
capillären Venen strotzend mit Blut gefüllt sind, das Milzgewebe dagegen keine
irgend bemerkenswerthe Menge von rothen Blutzellen zeigt. 3) ... reagirt das Milzgewebe einer ganz frischen Milz sehr stark sauer, was auch nicht dafür spricht,
daß dasselbe stets von dem alkalischen Blute durchzogen sei. 4) ... sprechen auch

---

19 Die A. lienalis, deren Weite schon den alten Anatomen auffiel (Lit. bei Henschen,
1928a; Klemperer, 1938; v. Herrath, 1958; Tischendorf, 1969) ist — als stärkster Ast des
Tripus Halleri (Testut) — schon in Ruhe kaum weniger stark durchblutet als die A. renalis
[Henschen und Reissinger, 1928 (Hund)]; vgl. S. 17 (Fußnote 7).

unmittelbare Beobachtungen für einen Zusammenhang der Capillaren und kleinsten Venen ... Billroth hat solche Erfahrungen mitgetheilt und neuerdings werden von Schweigger-Seidel beim Menschen besondere Übergangsgefäße beschrieben... (Virch. Arch. XXVII. Taf. X. Fig. 10) und auch für die Säuger und den Frosch ein unmittelbarer Zusammenhang der Arterien und Venen nachgewiesen. Ja selbst W. Müller hat" — in seiner Schrift „Über den feineren Bau der Milz" (1865) — „bei Schlangen und Eidechsen das Gefäßsystem der Milz überall geschlossen gefunden und ... bei Vögeln in einzelnen Fällen unmittelbare Verbindungen zwischen Capillaren und Venen gesehen. Auch beim Menschen kamen ihm Bilder vor, die für solche Verhältnisse sprechen. Auch mir haben ... Injektionen von Kindermilzen in gewissen Fällen ziemlich bestimmte Bilder gegeben. Ich füllte hier von den Arterien aus unter Anwendung eines geringen Druckes mit Berlinerblau einmal alle Capillaren... dann auch die Anfänge der cavernösen Venen ... 5) ... kann noch erwähnt werden, daß eine Verbindung von Arterien und Venen durch wandungslose Bahnen ... für Wirbelthiere ein vollständiges Novum wäre und daher auch die Analogie nicht gerade für diese Hypothese spricht..." Kölliker fährt fort, es sei ihm auch nicht geglückt, in den Stieda-Müllerschen „Pulpabahnen" einen Endothelbelag wie etwa in den feinsten Lymphgefäßen nachzuweisen, vielmehr hätten „Injektionen... mit Höllenstein von den Arterien und Venen aus und durch Einstich in die Milz keine Spur einer solchen Auskleidung ergeben..." Im übrigen sei auch bei „Annahme einer geschlossenen Blutbahn in der Milz das Vorkommen von Blutzellen im Milzgewebe und der Übertritt von Bestandteilen dieses Gewebes in das Blut" in Hinblick auf den eigentümlichen Wandbau der capillären Venen Billroths „nicht schwer zu begreifen".

Im Gegensatz zu Kölliker nimmt Johannes Orth („Cursus der normalen Histologie", 1888) in der Frage der terminalen Strombahn der Milz eine vermittelnde Stellung ein. Für die Milz bestehe zwar „der ganz exceptionelle Fall, daß ein geschlossenes Gefäßsystem überhaupt nicht existire... Trotz dieses Mangels von zusammenhängenden wandungsführenden Gefäßen im Inneren der Pulpastränge" zirkuliere jedoch das Blut — wie vorsichtige, unter konstantem Druck vorgenommene Injektionen ergeben hätten — „in regelmäßigen Bahnen", auch schließe „die Annahme solcher intermediärer Bahnen" natürlich nicht aus, daß vereinzelt noch „directe Verbindungen zwischen Arterien und Venen" vorhanden seien. Hier klingt schon die Auffassung von Hueck (1928) an, der die normale, „geordnete" Blutbahn mit steigender Füllung der Milz in eine „ungeordnete" übergehen läßt (vgl. dagegen Helly, 1928).

Zu dem zentralen Problem der „geschlossenen" oder „offenen" Milzblutbahn gesellte sich 1861 („Disquisitiones de liene", Halle 1861; s. auch Virchows Archiv 1863) mit der Entdeckung der schon 1857 von Billroth in der Vogelmilz erwähnten, aber nicht weiter beachteten Capillarhülsen durch Franz Schweigger-Seidel (1834—1871) eine weitere, in der Folgezeit immer wieder diskutierte Frage. Die Bedeutung dieser von Schweigger-Seidel zuerst bei Schwein, Hund, Katze, Kalb und Mensch beschriebenen Gebilde (Abb. 16) ist noch heute umstritten. Ihr Entdecker hielt sie für „eine Art Filtrirapparat", W. Müller (1865, 1871) für „nervöse Organe besonderer Art", Bannwarth (1891) für Wachstumszentren, und H. Hoyer (1892, 1894) schließlich erblickte in ihnen — wie viele spätere

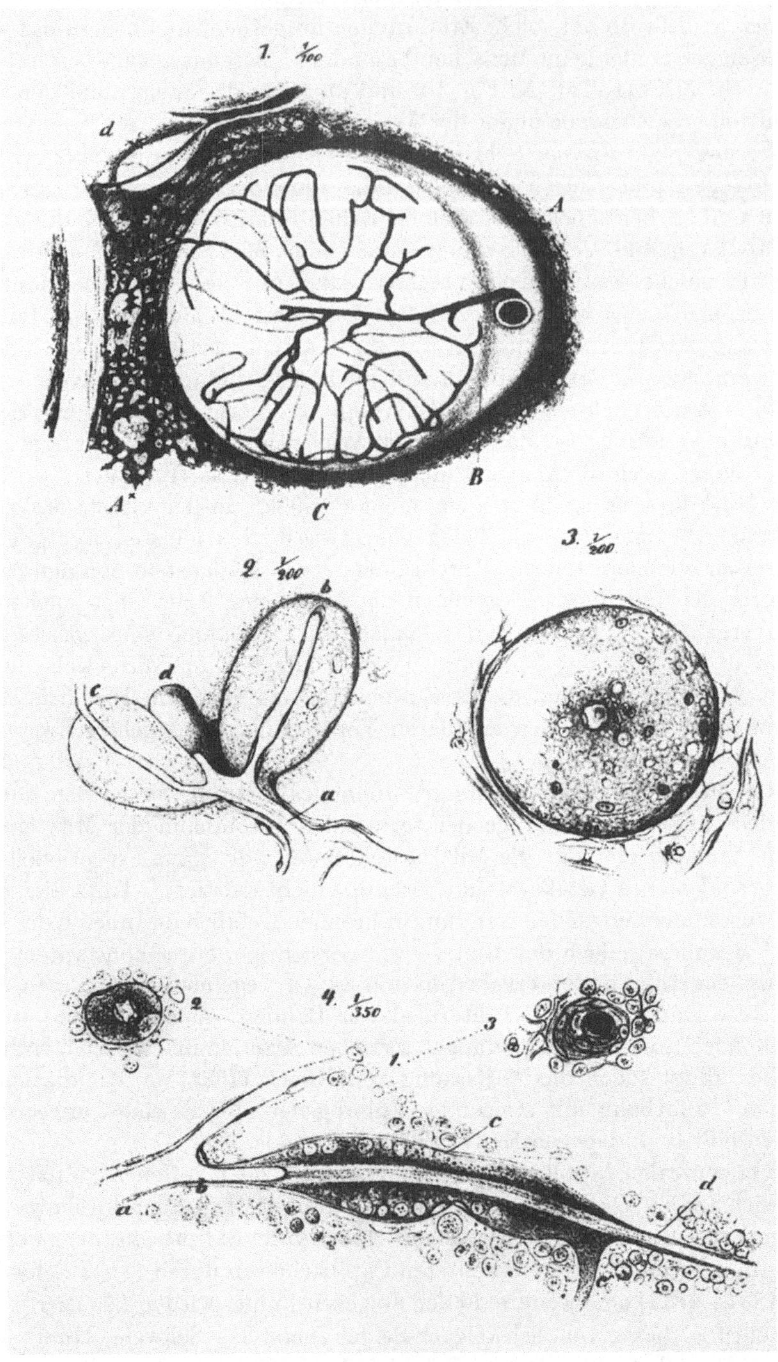

Abb. 16. „*1*. Malpighisches Körperchen mit injicirtem Capillarnetz aus der Milz der Katze (100fache Vergr.): *A, A* Milzpulpa; *B* Arterienscheide mit quergetroffener Arterie; *C* Lymphfollikel; *d* Capillarhülse. *2*. Isolirte Capillarhülsen aus der Milz des Schweines (200fache Vergr.):

Autoren — mechanische Regulationseinrichtungen. Während sich die Vermutung Bannwarths und seiner Nachfolger nicht bestätigt hat, zeichnet sich neuerdings eine Synthese zwischen den anderen Auffassungen, besonders der Filter- und Regulationstheorie, ab (v. Herrath, 1958; Tischendorf, 1969).

Wie Hewson, Teichmann, Tomsa (1863, Lit.) u.a. ging Kölliker (1867, S. 463ff.) auch der Lymphgefäßversorgung der verschiedenen Säugermilzen nach, und schon damals taucht die Frage auf, inwieweit die spärlichen, periarteriellen Lymphbahnen des Organinneren mit den besonders bei Wiederkäuern und Einhufern reichlich vorhandenen Kapsellymphgefäßen einerseits und den Pulparäumen (Key, Schweigger-Seidel) andererseits kommunizieren (vgl. v. Herrath, 1958). Auch das Problem der mikroskopischen Innervation der Milz wurde, nachdem es A. Ecker (1853) erstmalig angeschnitten hatte, alsbald von Th. Billroth, A. Kölliker (1852, 1893), W. Müller (1865), H. Ocken (1875) u.a. aufgegriffen und weiterverfolgt. Die allgemeine Überzeugung ging lange Zeit dahin, die Milznerven seien ausschließlich vasomotorischer Natur (v. Ebner, 1902; Sobotta, 1914; Stöhr jr., 1928), bis sich auch hier im Zuge einer differenzierteren Betrachtungsweise und einer besseren Imprägnationstechnik ein Meinungsumschwung anbahnte (Harting, 1944/1952; Tischendorf, 1948 a, b, 1956 c, 1969; Stöhr jr., 1957). Weitere Beiträge zur Kenntnis der Milz lieferten von morphologischer Seite (zit. n. Sobotta, 1914) gegen Ende des 19. Jahrhunderts Laguesse (1882, 1888, 1889, 1890, 1891, 1897, 1903), Retzius (1886, 1892), Hoyer (1887, 1889, 1892, 1893, 1894, 1900), Toldt (1889), v. Kupffer (1892), Mall (1898, 1900, 1903), v. Schumacher (1899, 1900) u.a.

Für den Physiologen ging der Anstoß zur modernen, experimentellen Milzforschung, die in J. Barcroft (1925ff.; s. auch S. 50) ihren Hauptvertreter fand, von der Klinik aus: ,,Besonders die Ausführung der Splenektomie bei den eigentlichen Blutkrankheiten, beim hämolytischen Ikterus und bei der perniziösen Anämie, zu der man sich erst in diesem Jahrhundert entschloß, wirkte in hohem Maße anregend und ließ ... eine große Anzahl neuer Tatsachen feststellen, die unsere Kenntnisse von der Milzfunktion außerordentlich gefördert haben. Namentlich war es das Studium der Ausfallserscheinungen nach Entfernung der Milz und der vikariierenden Veränderungen anderer Organe, durch welches unser Wissen ... einen erheblichen Schritt vorwärts gemacht hat'' (Hirschfeld und Mühsam, 1930).

An sich sind Milzexstirpationen am Menschen schon sehr alt (S. 9), aber erst 1549 berichtete der Paracelsus-Schüler Fioravanti als erster von einer auf seine Veranlassung durch Zaccarelli vorgenommenen Exstirpation einer großen Malariamilz. Viard entfernte 1581 eine durch eine offene Bauchwunde prolabierte, Ferrerius 1711 eine erkrankte Milz; die Letalität dieser frühen Eingriffe lag bei 50—75%. ,,Mit den großen Erfolgen der aseptischen Chirurgie nahmen auch die Splenektomien aus medizinischer Indikation zu. Es ist jedoch bis heute nicht völlig gelungen, das Indikationsgebiet scharf zu umreißen'' (Leibetseder, 1955). Über Splenektomien auf Grund verschiedener Indikationen (vgl. Lill, 1969, Lit.) berichten zusammenfassend 1857 Simon (der die Milzexstirpation wegen des damals oft unglücklichen Aus-

---

a kleines Arterienästchen, das in *b* scheinbar blind endigt, in *c* dagegen sich über die Hülse hinaus fortsetzt; *d* eine weitere Hülse. *3.* Capillarhülse aus der Milz des Schweines auf dem Querschnitt (200fache Vergr.). *4.* Capillarhülsen aus der Milz des Menschen (350fache Vergr.): *1* Von den beiden Zweigen des Gefäßes *a* ist einer, *b*, von einer bei *c* eingeschnürten Hülse umgeben, die bei *d* und *e* zweigetheilt endet; bei *2* und *3* quergetroffene Capillarhülsen.'' Aus Fr. Schweigger-Seidel, Virchows Arch. path. Anat. Bd. 27, S. 460—504 (1863)

gangs geradezu als „Fehler" bezeichnet), 1882 Credé, 1883 Zesas und 1887 Adelmann. Die Ligatur des Gefäßstieles der Milz (über Verlauf und Aufteilung der A. lienalis s. Henle, 1873, 1876; Hoyer, 1892; u. a.) anstelle ihrer Exstirpation schlugen 1882 unabhängig voneinander Langenbuch und Lucas vor (zit. n. Dolgo-Saburoff, 1929). „Waren bis zum Jahre 1877 etwa 75 Fälle prolabierter Milzen entfernt worden, so sind 1887 bereits 74 wegen Milzerkrankungen unter Ausnahme der prolabierten Milzen operiert (Adelmann) ... Vulpius stellte 121 Splenektomien mit einer Mortalität von 50% zusammen (1894), und schon 6 Jahre später teilen Bessel und Hagen (1900) 360 aus der Literatur gesammelte Fälle mit einer Mortalität von 38% mit ..." (Streicher, 1961). Banti (1852—1925) empfahl die Splenektomie zur Behandlung der 1883 von ihm beschriebenen „Anaemia splenica" (Morbus Banti). Micheli (1911), Eppinger (1912) und Kahn (1912) wandten sie zuerst beim familiären hämolytischen Ikterus an; mit so gutem Erfolg, daß „von Jahr zu Jahr mehr Kranke operiert wurden, und wir heute bei einer guten Indikationsstellung eine klinische Heilung in etwa 92% aller Fälle bei einer Operationsmortalität von 2,3% erreichen" (Streicher, 1961). Bradham, Eppinger (1913) und Labaree (1921) führten auch die aplastische Anämie, Katznelson (1917) und Schloffer die idiopathische thrombocytopenische Purpura (Morbus Werlhof) einer operativen Behandlung zu. Einige internistische Indikationen zur Splenektomie wurden inzwischen „als Irrwege der Therapie erkannt und wieder verlassen" (Streicher, 1961). Eine absolute, chirurgische Anzeige bildet nach wie vor die Milzruptur; Bestrebungen, die Totalexstirpation der Milz durch die weniger bedenkliche, „segmentgerechte" Resektion zu ersetzen (Gieseler, 1965, 1967, Lit.), sind im Gange. Wie Streicher (1961) mit seiner Ablehnung der sog. technischen Splenektomie, warnt auch Gorlitzer v. Mundy (1958) in Hinblick auf die Strahlenschutzwirkung der Milz (vgl. Tischendorf, 1969, Lit.) nachdrücklich vor einer „allzu freigebigen Indikationsstellung zur Splenektomie" im Atomzeitalter.

Die Funktion der normalen Milz („Normosplenie") kann beim Menschen — wie beim Tier — natürlich nur aus der Entfernung gesunder (traumatische Milzruptur u. ä.), nicht aus der weit häufigeren krankhaft veränderter Organe mit oft abnorm gesteigerter („Hypersplenie"), jedenfalls aber gestörter („Dyssplenie") Leistung erschlossen werden. Dabei fand man „eine Reihe von Funktionen, bei deren Ablauf die Milz beteiligt, aber nicht unbedingt notwendig ist (Lauda, Heilmeyer) ... Beziehungen zum portalen Kreislauf, eine Beteiligung am Stoffwechsel, Speicherfunktionen, Antikörperbildung gegen Toxine und Tumorproteine, gegen körperfremde" und körpereigene (Autoaggression!) „eiweißhaltige Substanzen ... Beziehungen vor allem zum Knochenmark und zu den endokrinen Organen" (Streicher, 1961). Ungeachtet dessen, daß die „bisher gefundenen ‚Milzhormone'... sämtlich ungereinigte Milzextrakte (waren), deren Hormonnatur nie bewiesen wurde" (Lauda, 1955), erblickt Arvy (1965, Lit.) in der Milz ein „Centre métabolique" der hormonalen Regulation (Produktion von Antihormonen, Katecholaminen usw.). Für Kühnau (1965; vgl. S. 30) ist die Milz „ein zu vielseitigen stofflichen Aktivitäten befähigtes Reserveorgan, welches in Notsituationen wichtige Aufgaben anderer Organe und Zellsysteme zu übernehmen vermag, vor allem aber Glied eines metabolischen Funktionskreises ..., der durch die Organtrias Leber-Milz-Knochenmark charakterisiert ist". Spezifisch, d. h. nicht durch andere Organe ersetzbar, ist offenbar der humorale Einfluß der Milz auf die Entkernung der Erythrocyten, den Eiseneinbau in das Hämoglobin und die Hämoglobinsynthese, nicht jedoch die lienale Regulation der Erythro-, Leuko- und Thrombocytenzahl (Heilmeyer, 1955a, b, 1965; vgl. Weissbecker, 1965). Alles in allem ist die Milz (Streicher, 1961) „zwar kein lebensnotwendiges Organ, was wir schon seit dem Altertum wissen; doch muß sie als ein nützliches und im Notfall für das Individuum sehr wichtiges Organ angesehen werden" (Richet, 1923: „La rate, organ utile, non nécessaire"; vgl. Schliephake, 1932, 1955a, b, 1964; Gieseler, 1965; Hittmair, 1969; Tischendorf, 1969, Lit.).

Dem Histologen war mit der 1898 von Woronin eingeführten intermittierenden Staudruckspülung der Milz ein Mittel in die Hand gegeben, nun auch die feineren, gewöhnlich von Blutzellen verdeckten Details der roten Pulpa mit den inzwischen vervollkommneten Immersionssystemen genauer zu analysieren. So beginnt denn auch das 20. Jahrhundert mit einigen grundlegenden Arbeiten: Weidenreich (1901a, b, 1903) wies mittels graphischer Rekonstruktion nach, daß die „Penicilli" (vgl. S. 23, 34) ihren Namen zu Unrecht tragen, und erklärte die auch

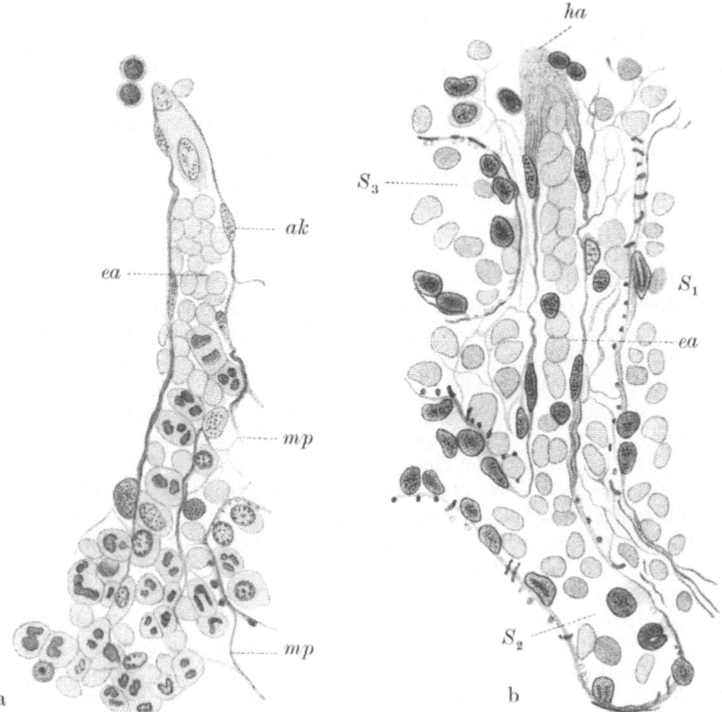

Abb. 17a u. b. Milz, Mensch (E. O. R.-D. 35 mm, Z. Ap. 2 mm, Oc. 4). a Übergang einer arteriellen Capillare (*ea* Endarterie, *ak* Kern der äußeren Wandschicht) in das Reticulum der Milzpulpa (*mp*). b Einmündung einer arteriellen Capillare (*ea* Endarterie, *ha* Schrägschnitt durch das Hülsenende) in einen Milzsinus (S_1, S_2, S_3 Sinus im Längs-, Schräg- und Querschnitt). Nach Weidenreich (1901a) aus Tischendorf (1959, 1969)

heute noch vielfach als Beginn der Venenbahn bezeichneten Milzsinus für Bildungen sui generis (vgl. Herrlinger, 1949, 1957; Tischendorf, 1958, 1959, 1969). Vor allem aber erbrachte Weidenreich für die menschliche Milz den einwandfreien Nachweis direkter Verbindungen zwischen arteriellen Capillaren und Sinus, und nur eine nachgerade nicht recht erklärliche Überbewertung der Fälle, in denen ein solcher Nachweis mißlang, ließ ihn später — nach (post oder propter hoc?) der Kontroverse mit Helly (1902a, b, 1903a, b), dem kompromißlosesten Verfechter des „geschlossenen" Kreislaufs — für eine im wesentlichen „offene" Milzblutbahn eintreten.

In Weidenreichs (1901a, S. 293) vielzitiertem Schema der „Endverzweigung eines Arterienastes (Penicillus)" sieht man von insgesamt 13 Capillaren nicht weniger als 12 nach Passieren der Schweigger-Seidelschen Hülse frei auslaufen und nur *eine* [auf Tafel XV, Fig. 28, l. c. (s. unsere Abb. 17b) nochmals im Detail abgebildete] Capillare in einen Sinus münden. So entsteht zwangsläufig der Eindruck, die überwiegende Mehrzahl aller arteriellen Capillaren ende frei im Reticulum und der unmittelbare Übergang ins Sinusnetz stelle — im wahrsten Sinne des Wortes — ein Unikum dar. Erst 20 Seiten später (l. c., S. 313) liest man: „Ich habe diese Arterie durch 200 Schnitte mühelos zurückverfolgen können; sie ist es, die in dem Schema S. 293 unten als in *S* einmündend gekennzeichnet ist; *die Endigungsweise der übrigen Äste dieser Pulpaarterie war mit Bestimmtheit nicht festzustellen und wurde daher im Schema weggelassen*" (im Original nicht kursiv). Über das zahlenmäßige Verhältnis von direkten Capillarmündungen und freien Endigungen hat sich Weidenreich 1901 nicht näher ausgelassen. Es heißt lediglich, die Capillaren „münde(te)n entweder unter spitzem Winkel in einen Milzsinus ein oder lös(t)en sich unter Auffaserung ihrer Wand in dem Reticulum des Milzparenchyms auf" (l. c., S. 323; vgl. S. 313 und 360). 1933 aber schreibt Weidenreich, der Streit um den Zusammenhang zwischen arteriellen und venösen Bahnen dürfe wohl heute zugunsten der seinerzeit (1901) von ihm vertretenen Auffassung als entschieden gelten: „Danach lösen sich die arteriellen Capillaren zum größten Teil in dem Maschenwerk des Zwischengewebes auf, zum kleineren Teil münden sie direkt in die Sinus ein (Tafel 4, Abb. 1)." Dieser Satz steht in offenkundigem Widerspruch zu den viel zurückhaltenderen Formulierungen von 1901.

Ein rechnerischer Vergleich (Tischendorf, 1959) des — wie der Autor betont, maßstabgerechten — Weidenreichschen Schemas mit Herrlingers (1949, Abb. 3) graphischer Rekonstruktion eines arteriellen Endbäumchens zeigt überdies, daß Weidenreich in einem Großteil der Fälle das eigentliche Capillarende gar nicht gesehen haben *kann*. Daß er sich von im Schnitt schräg durchtrennten (Hartmann, 1930) Capillaren in solchem Ausmaß über den wahren Sachverhalt habe täuschen lassen, ist schwer vorstellbar. Den Ausschlag dürften vielmehr technische Momente gegeben haben: Weidenreichs Material war wohl doch nicht mehr frisch genug, um die Injektion der Fixierungslösung ohne Schaden zu überstehen, oder der Injektionsdruck war zu hoch — wie überhaupt die Resultate von Gefäßinjektionen (mit verschiedensten Medien; vgl. S. 20) viel zu sehr von der jeweiligen Methode abhängen (Janosik, 1903; Thoma, 1924; Tischendorf, 1956, 1959, 1969; u. a.), um wirklich verbindliche Aussagen zuzulassen.

Daß die anfangs nur wenige Anhänger zählende Theorie einer „offenen" Milzblutbahn in der Folgezeit immer mehr an Boden gewann und zeitweilig sogar zur Lehrmeinung erhoben wurde, liegt vor allem an der bald routinemäßig praktizierten Woroninschen Milzspülung, die besonders im Bereiche der terminalen Strombahn mehr oder weniger umfangreiche Zerstörungen setzt. Nach neueren Untersuchungen an ungespült lebendfrisch fixierten menschlichen Milzen (Tischendorf, 1956b, d, 1959, 1961a, b, 1969) kann von einer „offenen" Blutbahn nur insoweit die Rede sein, als über die Sinuswand hinweg ein Austausch zwischen Sinus und perisinuösem Reticulum (Koboth, 1939) erfolgt. Trichter- oder ampullenförmige „freie" bzw. „blinde" Capillarendigungen im intersinuösen Reticulum existieren nicht: die unmittelbare Verbindung von arteriellen Capillaren und Sinus stellt zweifellos den Normalzustand dar. Auch Herrlinger, der zunächst anderer Meinung war, rechnete in späteren Jahren (1957; vgl. S. 41, Fußnote 18) damit, daß „beim Menschen die arterielle Endcapillare in der Regel in einen Sinus einmündet und daß diese architektonische Ordnung erst in der Agonie (und auch bei gewissen Krankheiten?) verloren geht" (vgl. Motulsky, Casserd, Giblett, Broun jr. und Finch, 1958). Die jüngsten, elektronenmikroskopischen Untersuchungen (Pictet, Orci, Forssmann und Girardier, 1969) "incline us to question the existence of a circulatory system involving the passage of blood from arterioles into the pulp cords of Billroth, and thence into the sinuses. Thus we are led to conceive of a system whereby about 97% of the blood entering the spleen would flow directly into the sinuses".

Wenige Jahre nach Weidenreich klärte Mollier (1909, 1911; vgl. v. Lanz, 1959) die letzten noch strittigen Punkte im Bau der Milzsinus und zeigte, daß die Sinuswand (vgl. v. Ebner, 1899) — wie von Kölliker angenommen — nicht nur einen plasmatischen, sondern auch einen cellulären Austausch zwischen Sinus und Reticulum gestattet. Der sog. intermediäre Kreislauf, d. h. „die Unterbrechung der Blutbahn in der Milz ist also nur durch den unvollständigen Bau der Wand der sogenannten venösen Capillaren bedingt, nicht dadurch, daß eine wirkliche Lücke im Gefäßsystem vorhanden ist" (Sobotta, 1914). Durch die neueren Lebendbeobachtungen (Knisely, 1934 ff.; Peck und Hoerr, 1951a, b; u. a.) wurde der zeitweilige Übertritt roter und weißer Blutkörperchen aus der Sinuslichtung ins Pulpareticulum und umgekehrt zur gesicherten Tatsache; zugleich ließen sich, als Ausdruck der „Arbeitsteilung in der Milzpulpa", an den Sinus die anhand des Schnittpräparates bereits vorausgesagten (v. Herrath, 1935 ff.) alternierenden Tätigkeitsphasen („Sinusrhythmus") nachweisen. Vor allem

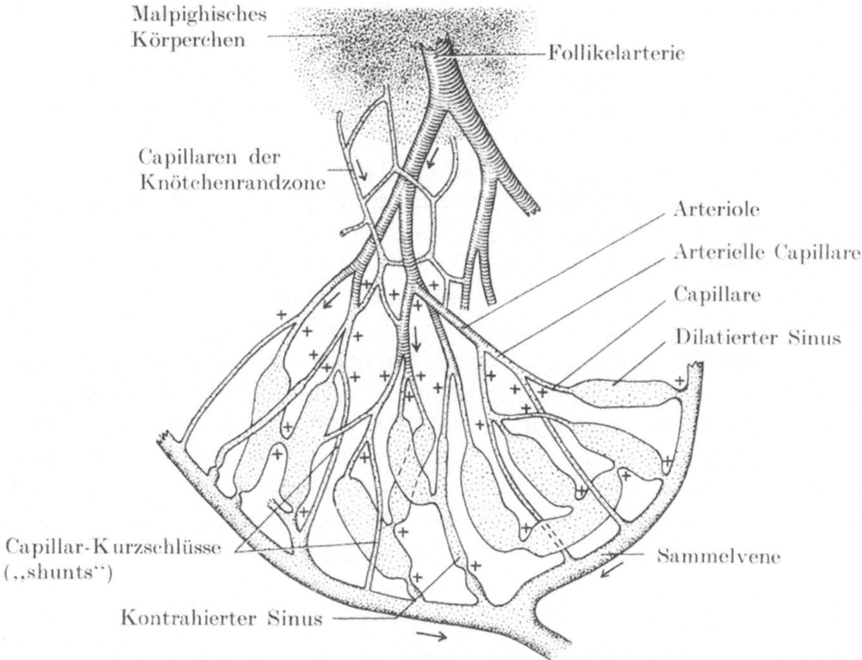

Abb. 18. Kreislaufschema der Milz (auf Grund von Lebendbeobachtungen an Maus und Ratte) nach Knisely (1936b, Fig. 2), aus Peck und Hoerr (1951, Fig. 1); vgl. Herrlinger (1957), Streicher (1961). Umzeichnung (A. Tschinkel, Köln): schraffiert Arterien und Arteriolen; weit punktiert Capillaren und Sinus (neutrales Stromgebiet); eng punktiert und schattiert Venolen und Venen; + alternierend tätige Verschlußmechanismen. Aus Tischendorf (1969)

aber zeigte sich, daß die Milzblutbahn tatsächlich im Sinne Billroths, Köllikers und Sobottas „geschlossen" ist (Abb. 18) und das gewohnte Bild der „roten Pulpa" (vgl. Hoepke, 1951) nur durch die überaus rasche postmortale oder gar agonale Autolyse der Capillarwände, d. h. die sub finem vitae einsetzende Überflutung des Reticulums mit roten Blutkörperchen, zustande kommt. Damit hat in der modernen Milzforschung die Lebendbeobachtung sich den Platz zurückerobert, den sie zu Zeiten Malpighis — im Beginn der mikroskopischen Ära — einnahm.

An zusammenfassenden Darstellungen (Lit.) der normalen und pathologischen Anatomie und Physiologie der Milz nach 1900 seien genannt: v. Ebner (1902), Sobotta (1914), Schmincke (1916, 1921), Pearce, Krumbhaar und Frazier (1918), Eppinger (1920), Hirschfeld (1920), Aschoff (1926), Krumbhaar (1926), Binet (1927, 1930), Lubarsch (1927), v. Skramlik (1927), C. Henschen (1928b), Oeller (1928), Hueck (1928), Kyes (1928), F. Henschen (1929), Hartmann (1930), Hirschfeld und Mühsam (1930), Lauda und Rezek (1931), McNee (1931), Hausmann (1932, 1933), Benhamou (1933), Lauda (1933), Weidenreich (1933), Hinsberg und Wedekind (1935), Perla und Marmorston (1935), Fischer (1936), Klemperer (1938), Naegeli (1938), Wetzel (1938), Goinard (1939), Vercellana (1940), v. Herrath (1953, 1954, 1958, 1965), Dameshek und Welch (1953), Gelin (1954), Heyn (1955), Rotter und Büngeler (1955), Hittmair (1957, 1969), Patel (1955), Bessis (1956), Yoffey und Courtice (1956), Tischendorf (1956a, 1958, 1969*), Herrlinger (1957), Introzzi (1957), Tempka (1957), Cohrs und Schulz (1958), Grau und Boessneck (1959), Streicher (1959, 1961), Blaustein (1963), Arvy (1965), Cremer und Schleiblinger (1967). — * Vgl. Curri, S. B.: La milza [Biochim. Biol. sper. VIII, N. 4 (1969)].

Mit Weidenreich (1901a, b, 1903) und Mollier (1909, 1911) hatte die mikroskopische Erforschung der Milz einen vorläufigen Abschluß erreicht, und als Hartmann (1930) ihren Handbuchartikel schrieb, befand sich die Splenologie — vom morphologischen Standpunkt aus gesehen — in einer gewissen Stagnation: seit der Zusammenfassung von Sobotta (1914) war, außer den Arbeiten Huecks (1928 ff.) und einiger anderer, nichts Wesentliches mehr hinzugekommen. Unterdessen hatte jedoch die lange Zeit vernachlässigte Experimentalphysiologie durch die Untersuchungen Barcrofts (1925 ff.) über die Blutspeicherfunktion der Milz einen nachhaltigen Auftrieb erfahren, der sich immer spürbarer auch der Morphologie mitteilte: Die Lebendbeobachtung mit dem Quarzstabmikroskop (Knisely, 1934 ff.) klärte die alte Streitfrage der terminalen Strombahn (S. 41 ff.). Typenlehre (v. Herrath, 1935 ff.) und moderne Funktionsanalyse (Histotopochemie, Autoradiographie usw.) warfen neues Licht auf die Beziehungen zwischen Bau und Funktion der Milz und ließen sie nicht nur als Zirkulations-, sondern auch als Stoffwechselorgan verstehen (vgl. u. a. Eppinger, 1921, 1928; Helly, 1921; Hoepke, 1933 ff.; Arvy, 1965). Und während sich auch bei der Milz die eigentliche Strukturanalyse zunehmend aus dem licht- in den elektronenmikroskopischen Bereich verlagert, bereichern klinische Methoden (Milzbiopsie, Splenoportographie, Isotopendiagnostik usw.) in steigendem Maße die Grundlagenforschung.

Wer heute — ein Menschenalter nach Hartmann — als Morphologe vor die Aufgabe gestellt ist, das derzeitige Wissen über die Milz zusammenfassend darzustellen (s. Tischendorf, 1969), sieht sich einer Flut verschiedenartigster Einzelbefunde gegenüber: Ergebnissen eines sich rasch ausweitenden Forschungsgebietes, in dem sich die Grenzen zwischen Morphologie und Physiologie zusehends verwischen. Und wenn Herrlinger (1965) in seiner „Skizze vom Aufstieg und Niedergang der Milz" es den „Spezialisten für den gegenwärtigen Stand unserer Kenntnisse" überläßt, „ob es sich um einen endgültigen Niedergang handelt", so kann man — glaube ich — diese Frage getrost verneinen. Angesichts der stürmischen Entwicklung der letzten Jahrzehnte ist man eher versucht, von einer Renaissance der Milzforschung zu sprechen — ob zu Recht, muß die Zukunft lehren.

Zusammenfassung

Der dem Andenken Robert Herrlingers gewidmete historische Abriß der Milzforschung beginnt mit den in der „Viersäftelehre" gipfelnden Vorstellungen des klassischen Altertums, ihrer Weitergabe an die mittelalterliche Medizin und der mit dem Übergang zur Neuzeit wieder auflebenden Auseinandersetzung zwischen „Hippokratismus" und „Galenismus". Es folgen der Einbruch der Vesalschen Anatomie in die Galensche Medizin und das Zeitalter Malphighis (17. Jahrhundert), eine der fruchtbarsten Epochen der Milzforschung. Daran schließt sich eine ausführliche Darstellung des 19. („mikroskopischen") Jahrhunderts, des zweiten Höhepunktes in der Geschichte der Milzforschung. Sie mündet in eine kritische Analyse des gegenwärtigen Standes und der künftigen Aufgaben der Splenologie. Nach Meinung des Verfassers stehen wir in einer Renaissance der Milzforschung.

Summary

This paper is dedicated to the memory of Robert Herrlinger; it gives a summary of the history of splenic investigation. The ancient classic conception of the spleen culminating in the idea of "four body-humours" is presented first and how this idea is carried on during the Middle Ages. At the beginning of modern times we find a revival of the discussion between "Hippocratisme" and "Galenisme". The effect of Vesal's new anatomical conception on galenic medicine is demonstrated. Then follows one of the most fertile periods of splenic investigation: the time of Malpighi (17th century). The second climax of splenic investigation in the 19th century — the „century of microscopical examination" — is described in detail. Finally the author comes to a critical analysis of the present state and future problems of splenology. Following to the author we are living now again in a very important period of splenic investigation.

Literatur
(Auswahl)

Adelmann, G.: Die Wandlungen der Splenektomie seit 30 Jahren. Langenbecks Arch. klin. Chir. **36**, 442—492 (1887).

Arvy, L.: Splénologie. In: Monographies d'histochimie et de morphologie dynamique, sous la direction d' L. Lison, 1—576. Paris: Gauthier-Villars 1965.

Aschoff, L.: Die lymphatischen Organe. Med. Klin. **22**, Beih. 1, 1—22 (1926).

— Diepgen, P., Goerke, H.: Kurze Übersichtstabelle zur Geschichte der Medizin, 7. Aufl. Berlin-Göttingen-Heidelberg: Springer 1960.

Bannwarth, W.: Untersuchungen über die Milz. Teil I: Die Milz der Katze. Arch. mikr. Anat. **38**, 345—446 (1891).

Barcroft, J.: Recent knowledge of the spleen. Lancet **1925** I, 319—322.

Benhamou, E.: L'exploration fonctionelle de la rate. Diagnostic et traitement des syndromes spléniques. Paris: Masson & Cie. 1933.

Bessis, M.: Cytology of the blood and blood-forming organs. New York: Grune & Stratton 1956.

Billroth, Th.: Beiträge zur vergleichenden Histologie der Milz. Arch. Anat. Physiol. **1857**, 88—108.

— Zur normalen und pathologischen Anatomie der menschlichen Milz. Virchows Arch. path. Anat. **20**, 409—425 (1861).

— Zur normalen und pathologischen Anatomie der menschlichen Milz. Virchows Arch. path. Anat. **23**, 457—486 (1862a).

— Neue Beiträge zur vergleichenden Anatomie der Milz. Z. wiss. Zool. **11**, 325—340 (1862b).

Binet, L.: La physiologie de la rate. (Cours et conférences de la fac. de méd. et des hôp. de Paris.) Paris: A. Chahine 1927.

— La rate. Organe réservoire. Paris: Masson & Cie. 1930.

Björkman, S. E.: The splenic circulation, with special reference to the function of the spleen sinus wall. Acta med. scand. **128**, Suppl. 191, 1—89 (1947).

Blaustein, A.: The spleen. London: McGraw-Hill Book Co. 1963.

Booz, K. H.: Struktur und funktionelle Bedeutung einer „Spiralklappe" in der V. portae verschiedener Nager. Morph. Jb. **106**, 276—320 (1964).

Braunfels-Esche, S.: Leonardo da Vinci. Das anatomische Werk. Stuttgart: Friedrich-Karl Schattauer 1961.

Brunn, L. v.: Hippokrates und die meteorologische Medizin. Gesnerus **1946**, 151—173; **1947**, 1—18, 65—85.

Cohrs, P., Schulz, L.-Cl.: Blut und blutbildende Organe. In: Pathologie der Laboratoriumstiere, hrsg. von P. Cohrs, R. Jaffé u. H. Meessen, Bd. I, S. 330—357. Berlin-Göttingen-Heidelberg: Springer 1958.

Credè, G.: Über die Exstirpation der kranken Milz am Menschen. Langenbecks Arch. klin. Chir. **2**, 89—98 (1882).

Cremer, J., Schleiblinger, W.: Klinik der Milzkrankheiten. Stuttgart: Ferdinand Enke 1967.

Creutz, R., Steudel, J.: Einführung in die Geschichte der Medizin. Galenos von Pergamon, die glänzendste Arztpersönlichkeit der ausgehenden Antike. Iserlohn 1948. Zit. n. Hofmeier (1958).

Dameshek, W., Welch, C. St.: Hypersplenism and surgery of the spleen. New York: Grune & Stratton 1953.

Diepgen, P.: Geschichte der Medizin. Die historische Entwicklung der Heilkunde und des ärztlichen Lebens, Bd. I, II/1, II/2. Berlin: Walter de Gruyter 1949—1955.

Dolgo-Saburoff, B. A.: Morphologie der kollateralen Blutversorgung der Milz. Anatomisch-experimentelle Untersuchungen an Hunden. Z. Anat. Entwickl.-Gesch. 88, 611—651 (1929).

Ebner, V. v.: Über die Wand der capillaren Milzvenen. Anat. Anz. 15, 482—488 (1899).

— Die Milz. In: Köllikers Handbuch der Gewebelehre, 6. Aufl., Bd. 3, S. 257—280. Leipzig: W. Engelmann 1902.

Ecker, A.: Von der Milz. In: Handwörterbuch der Physiologie, hrsg. von R. Wagner, Bd. IV, S. 107—166. Braunschweig: F. Vieweg & Sohn 1853.

Englert, L.: Zu einem Skizzenblatt des Lionardo. Bayer-Berichte 1936, 245. Zit. n. Hofmeier (1958).

Eppinger, H.: Die hepatolienalen Erkrankungen. Berlin: Springer 1920.

— Die Milz als Stoffwechselorgan. Verh. dtsch. Ges. Path. 18, 4—36 (1921).

— Milz und Kreislauf. Verh. dtsch. Ges. Path. 23, 62—71 (1928).

— Die Leberkrankheiten. Allgemeine und spezielle Pathologie und Therapie der Leber. Berlin: Springer 1937.

Ewerbeck, H.: Der Symptomenkomplex der „dynamischen Milzdekompensation". Z. Kinderheilk. 65, 228—246 (1947a).

— Zur Klinik der „dynamischen Milzdekompensation". Z. Kinderheilk. 65, 247—268 (1947b).

— Die Milz als Organ des Pfortadersystems und ihr Versagen. Ergebn. inn. Med. Kinderheilk., N. F. 1, 318—366 (1949).

— Die Behandlung der dynamischen Milzdekompensation (Pseudo-Banti, Hypersplenie). Dtsch. med. Wschr. 78, 1340—1343 (1953).

Faller, A.: Die Entwicklung der makroskopisch-anatomischen Präparierkunst von Galen bis zur Neuzeit. Basel: S. Karger 1948.

Fischer, J.: Neue Gesichtspunkte über Wechselbeziehungen zwischen Leber und Milz (Untersuchungen mit Radioisotopen). In: Leber und Milz. 4. Lebertagg d. Sozialmed., Bad Mergentheim, 15.—17. Okt. 1965, hrsg. von L. Wannagat, S. 123—124. Stuttgart: Georg Thieme 1967.

Fischer, W.: Die blutbereitenden Organe. In: Pathologische Anatomie, hrsg. von L. Aschoff, 8. Aufl., Bd. II, S. 97—146. Jena: Gustav Fischer 1936.

Freerksen, E.: Kannten die „alten" Griechen das Experiment als Forschungsmethode? Dtsch. Ärztebl. 65 (16), 930—931 (1968).

Frey, H.: Handbuch der Histologie und Histochemie des Menschen. Lehre von den Form- und Mischungsbestandteilen des Körpers. Für Ärzte und Studirende, 2. Aufl. Leipzig: W. Engelmann 1867.

Gelin, G.: La rate et ses maladies. Paris: Masson & Cie. 1954.

Gieseler, H. J.: Anatomische und experimentelle Untersuchungen zur Mechanik und Symptomatologie der traumatischen Milzrupturen. Langenbecks Arch. klin. Chir. 309, 340—367 (1965).

— Stumpfe Bauchverletzungen. Landarzt 43, 145—160 (1967).

Goerttler, K.: Entwicklungsgeschichte des Menschen. Ein Grundriß. Berlin-Göttingen-Heidelberg: Springer 1950.

Goinard, P.: Pathologie chirurgical de la rate. Paris: Masson & Cie. 1939.

Gorlitzer v. Mundy, V.: Zur Frage der Splenektomie im Atomzeitalter. Med. Klin. 53, 1221—1222 (1958).

Grau, H., Boessneck, J.: Der Lymphapparat. In: Handbuch der Zoologie, hrsg. von J.-G. Helmcke u. H. v. Lengerken, Bd. VIII, Tl. 5 (11), S. 1—74. Berlin: Walter de Gruyter 1959.

Gray, H.: On the structure and use of the spleen. London: J. W. Parker 1854.

Guillery, H.: Die hämodynamische Bedeutung der Milz und ihres Blutes für den Pfortaderkreislauf. Z. ges. exp. Med. 102, 263—284 (1938).

Harting, K.: Vergleichende Untersuchungen über die mikroskopische Innervation der Milz des Menschen und einiger Säugetiere. Ergebn. Anat. Entwickl.-Gesch. **34**, 1—60 (1952; 1. Aufl. 1944).

Hartmann, A.: Die Milz. In: Handbuch der mikroskopischen Anatomie des Menschen, hrsg. von W. v. Möllendorff, Bd. VI, Tl. 1, S. 397—563. Berlin: Springer 1930.

— Bennett, G. A.: Über das Balkengerüstwerk in der menschlichen Milz. Z. Zellforsch. **5**, 620—628 (1927).

Haselmann, H.: Das Mikroskop, Werkzeug und Objekt der Wissenschaft. Z. wiss. Mikr. **67**, 244—256 (1966).

Hausmann, M.: Entstehung und Funktion von Gefäßsystem und Blut auf cellular-physiologischer Grundlage. Teil II: Wirbeltiere. A. Primitive Stufen. Acta zool. **13**, 405—590 (1932).

— Entstehung und Funktion von Gefäßsystem und Blut auf cellular-physiologischer Grundlage. Teil III: Wirbeltiere. B. Spätere Stadien — Physiologische Synthese. Acta zool. **14**, 297—536 (1933).

Heilmeyer, L.: Physiologische Beziehungen zwischen Milz und Knochenmark. Bibl. haemat. (Basel) **3**, 21—48 (1955a).

— Physiologische Beziehungen zwischen Milz und Knochenmark. Klin. Wschr. **33**, 689—697 (1955b).

— Eröffnungsrede des Vorsitzenden. In: Leber und Milz. 4. Lebertagg d. Sozialmed., Bad Mergentheim, 15.—17. Okt. 1965, hrsg. von L. Wannagat, S. 1—2. Stuttgart: Georg Thieme 1967.

Heinemann, K.: Seit wann ist die Milz als Blutspeicher bekannt? Arch. Gesch. Med. **32** (1939). Zit. n. Lerner (1957).

Hellman, T.: Die Altersanatomie der menschlichen Milz. Z. menschl. Vererb. u. Konstit.-Lehre **12**, 270—415 (1926).

Helly, K.: Zum Nachweis des geschlossenen Gefäßsystems in der Milz. Arch. mikr. Anat. **59**, 93—105 (1902a).

— Nochmals: Geschlossene oder offene Blutbahn der Milz. Anat. Anz. **20**, 351—352 (1902b).

— Zur Milzfrage. Anat. Anz. **22**, 431—437 (1903a).

— Die Blutbahnen der Milz und deren funktionelle Bedeutung. Arch. mikr. Anat. **61**, 245—273 (1903b).

— Die Milz als Stoffwechselorgan. Verh. dtsch. Ges. Path. **18**, 6—32 (1921).

— Diskussionsbemerkung zu Hueck. Verh. dtsch. Ges. Path. **23**, 38 (1928).

Henle, J.: Die Milz. In: Eingeweidelehre des Menschen. Braunschweig: Vieweg & Sohn 1873.

— Gefäßlehre des Menschen. Braunschweig: Vieweg & Sohn 1876.

Henschen, C.: Die chirurgische Anatomie der Milzgefäße. Schweiz. med. Wschr. **9**, 164—180 (1928a).

— Die Chirurgie der Milz. St. Gallen: H. Tschudy & Co. 1928b.

— Reissinger, H.: Beiträge zur Klinischen Physiologie der Milz. Experimentelle Untersuchungen über die Volumenschwankungen und die Kontraktilität der Milz, über ihre Durchblutung und über die Sperrmechanismen der Milzarterie. Dtsch. Z. Chir. **210**, 1—45 (1928).

Henschen, F.: Milz. In: Handbuch der speziellen pathologischen Anatomie der Haustiere, hrsg. von Joest und Frei. Berlin: R. Scholz 1929.

Herrath, E. v.: Bau und Funktion der Milz. Z. Zellforsch. **23**, 375—430 (1935).

— Einiges über die Beziehung zwischen Bau und Funktion der Säugermilz. Verh. Anat. Ges., 43. Verslg 1935. Erg.-H. Anat. Anz. **81**, 182—186 (1936).

— Zur vergleichenden Anatomie der Säugermilz und ihrer Speicher- und Abwehraufgaben. Zugleich ein Beitrag zur Typologie der Milz und zum Problem der artlich und individuell verschiedenen Milzgröße. Med. Klin. **41**, 1355—1359 (1938).

— Die Milztypen beim Säuger. Verh. Anat. Ges., 46. Verslg 1938. Erg.-H. Anat. Anz. **87**, 247—255 (1939).

— Milz und Wärmeregelung. Anat. Anz. **91**, 20—31 (1941a).

— Milz und Wärmeregulation. Schweiz. med. Wschr. **22**, 233 (1941b).

— Anatomische Beiträge und Fragestellungen zu einigen Problemen des peripheren Kreislaufes. Dtsch. med. Rundsch. **1**, 141—149 (1947).

— Die Morphologie des Retothelialen Systems. Verh. dtsch. Ges. Path. **37**, 13—25 (1953).

Herrath, E. v.: Milza. In: Enciclopedia Medica Italiana, vol. VI, p. 1120—1144. Firenze: Sansoni Edizioni Scientifiche 1954.
— Bau und Funktion der normalen Milz. Berlin: Walter de Gruyter & Co. 1958.
— Zur Frage der Typisierung der Milz. Anat. Anz. **112**, 140—149 (1963).
— Histologie und Funktion der normalen Milz. In: Leber und Milz. 4. Lebertagg d. Sozialmed., Bad Mergentheim, 15.—17. Okt. 1965, hrsg. von L. Wannagat, S. 18—27. Stuttgart: Georg Thieme 1967.
Herrlinger, R.: Die Milzgefäße der weißen Ratte. Z. mikr.-anat. Forsch. **43**, 34—47 (1938).
— Das Blut in der Milzvene des Menschen. Anat. Anz. **96**, 226—235 (1947).
— Das Ende der arteriellen Bahn in der Pars subcapsularis der menschlichen Milz. Klin. Wschr. **26**, 124 (1948).
— Neue funktionell-histologische Untersuchungen an der menschlichen Milz. Z. Anat. Entwickl.-Gesch. **114**, 340—364 (1949).
— Die Sinus und das venöse Abflußsystem in der menschlichen Milz. Anat. Nachr. **1**, 89—90 (1950a).
— Neuere Erkenntnisse über den anatomischen Bau der Milz. Folia haemat. (Lpz.) **70**, 132—139 (1950b).
— Die Verwendung von menschlichem Serum bei Tuscheinjektionen. Z. wiss. Mikr. **60**, 57 (1951/52).
— Die historische Entwicklung des Begriffes Phagocytose. Ergebn. Anat. Entwickl.-Gesch. **35**, 334—357 (1956).
— Anatomie der Milz. In: Handbuch der gesamten Hämatologie, hrsg. von L. Heilmeyer u. A. Hittmair, Bd. I, Tl. 1, S. 407—413. München-Berlin-Wien: Urban & Schwarzenberg 1957.
— Die Entdeckung der Malpighischen Körperchen der Milz. Verh. Anat. Ges., 54. Verslg 1957. Erg.-H. Anat. Anz. **104**, 121—129 (1958a).
— Die Milz. Ciba-Z. **90**, 2982—3012 (1958b).
— Persönliche Mitteilung. 1959.
— Persönliche Mitteilung. 1966.
— Die Milz in der Geschichte der Medizin. In: Leber und Milz. 4. Lebertagg d. Sozialmed., Bad Mergentheim, 15.—17. Okt. 1965, hrsg. von L. Wannagat, S. 3—17. Stuttgart: Georg Thieme 1967.
— Geschichte der medizinischen Abbildung. München 1967.
— Kudlien, F.: Illustrierte Geschichte der Medizin (von Th. Meyer-Steineg und K. Sudhoff), 5. Aufl. Stuttgart: G. Fischer 1965.
— Frühe Anatomie. Von Mondino bis Malpighi. Stuttgart: Wissenschaftliche Verlagsgesellschaft 1967.
Heyn, B.: Operationen an der Milz. In: Chirurgische Operationslehre (Bier, Braun, Kümmel), hrsg. von A. W. Fischer, E. Gohrbandt u. F. Sauerbruch, Bd. IV, S. 608—634. Leipzig: Johann Ambrosius Barth 1955.
Hinsberg, K., Wedekind, Th.: Die Milz. In: Medizinische Kolloidlehre, hrsg. von L. Lichtwitz, R. Liesegang und K. Spiro, S. 708—718. Dresden-Leipzig: Steinkopff 1935.
Hirschfeld, H.: Die Erkrankungen der Milz. In: Enzyklopädie der klinischen Medizin, hrsg. von L. Langstein, C. v. Noorden, C. Pirquet u. A. Schittenhelm, S. 1—77. Berlin: Springer 1920.
— Mühsam, R.: Chirurgie der Milz. In: Neue Deutsche Chirurgie, hrsg. von H. Küttner, Bd. 46, S. 1—274. Stuttgart: Ferdinand Enke 1930.
Hittmair, A.: Spezielle Zytologie der Milz. In: Handbuch der gesamten Hämatologie, hrsg. von L. Heilmeyer u. A. Hittmair, Bd. I, Tl. 1, S. 425—438. München-Berlin-Wien: Urban & Schwarzenberg 1957.
— Physiologie und Pathologie der Milz. München-Berlin-Wien: Urban & Schwarzenberg 1969.
Hoepke, H.: Beiträge zur Morphologie und Physiologie des Lymphgewebes. 1. Die Milz winterschlafender Tiere. Z. Anat. Entwickl.-Gesch. **99**, 411—476 (1933).
— Lymphgewebe und Ernährung. Hippokrates (Stuttg.) **6**, 879—883 (1935).
— Die Leistungen der Milz. Anat. Anz. **98**, 7—12 (1951).
— Milz und Krebsabwehr. Dtsch. med. Wschr. **77**, 1000 (1952).
— Geschwulstabwehr durch die Milz und das reticuloendotheliale System. Verh. Anat. Ges., 50. Verslg 1953. Erg.-H. Anat. Anz. **100**, 235—244 (1954).

Hoepke, H.: Milz- und Thymus-Zelltherapie bei Geschwülsten. In: Zellulartherapie in Klinik und Praxis, hrsg. von W. Kuhn, S. 70—74. Stuttgart: Hippokrates Verlag 1956.

Hofmeier, H.: Zur Geschichte der Milz und Melancholie. Pille **1958**, Nr IX.

Holländer, E.: Plastik und Medizin. Stuttgart 1912. Zit. n. Hofmeier (1958).

Hoyer, H.: Über den feineren Bau der Milz. Inaug.-Diss. Straßburg 1892.

— Über den Bau der Milz. Schwalbes morph. Arbeit. **3** (2), 229—300 (1894).

Hueck, W.: Die normale menschliche Milz als Blutbehälter. (Anatomischer Vorbericht zum Referat über „Chronische Milzvergrößerungen".) Verh. dtsch. Ges. Path. **23**, 6—38 (1928).

Hyrtl, J.: Onomatologia anatomica. Geschichte und Kritik der anatomischen Sprache der Gegenwart. Wien: Wilhelm Braumüller 1880.

— Lehrbuch der Anatomie des Menschen. Mit Rücksicht auf physiologische Begründung und praktische Anwendung, 20. Aufl. Wien: Wilhelm Braumüller 1889.

Illig, L.: Entwicklung der Lebendbeobachtungen der Mikrozirkulation. Europ. Konf. Mikrozirkulation, Hamburg 1960. Bibl. anat. (Basel) **1**, 6—20 (1961a).

— Die terminale Strombahn. Capillarbett und Mikrozirkulation. In: Pathologie und Klinik in Einzeldarstellungen, hrsg. von R. Hegglin, F. Leuthardt, R. Schoen, H. Schwiegk u. H. U. Zollinger, Bd. X, S. 1—458. Berlin-Göttingen-Heidelberg: Springer 1961b.

— Conraths, H.: Mikroskopische Lebendaufnahmen vom Kapillarbett des Tieres und des Menschen. Heft I, 1958; Heft II, 1959. Ingelheim: C. H. Boehringer.

Introzzi, P.: Allgemeine Pathologie der Milz. In: Handbuch der gesamten Hämatologie, hrsg. von L. Heilmeyer u. A. Hittmair, Bd. I, Tl. 1, S. 439—452. München-Berlin-Wien: Urban & Schwarzenberg 1957.

Jäger, E.: Die Gefäßversorgung der Malpighischen Körperchen in der Milz. Z. Zellforsch. **8**, 578—601 (1929).

Janosik, J.: Über die Blutzirkulation in der Milz. Arch. mikr. Anat. **62**, 580—591 (1903).

Jansen, H. H.: Die wechselseitigen Beziehungen zwischen Leber und Milz aus der Sicht des Pathologen. In: Leber und Milz, 4. Lebertagg d. Sozialmed., Bad Mergentheim, 15.—17. Okt. 1965, hrsg. von L. Wannagat, S. 27—40. Stuttgart: Georg Thieme 1967.

Kalpaktsoglou, P. K., Yunis, E. J., Good, R. A.: The role of spleen in development of lymphohemopoietic tissues: Effect of splenectomy on development of blood cells, bone marrow, thymus and lymph node. Anat. Rec. **160**, 781—794 (1968).

Klemperer, P.: The spleen. In: Downey's handbook of hematology, vol. 3, p. 1591—1754. New York: P. B. Hoeber 1938.

Klibansky, R., Panofsky, E., Saxl, F.: Saturn and Melancholy. London 1964. Zit. n. Herrlinger (1965).

Knisely, M. H.: Microscopic observation on circulatory systems of living transilluminated mammalian spleens and parturient uteri. Proc. Soc. exp. Biol. (N. Y.) **32**, 212—214 (1934).

— Spleen studies. I. Microscopic observations of the circulatory system of living unstimulated mammalian spleens. Anat. Rec. **65**, 23—50 (1936a).

— Spleen studies. II. Microscopic observations of the circulatory system of living traumatized spleens, and of dying spleens. Anat. Rec. **65**, 131—148 (1936b).

— The fused quartz rod method of illuminating living structures for microscopic study. In: Handbook of microscopical technique, ed. by C. E. McClung, 2nd ed., p. 632—642. New York: P. B. Hoeber 1937.

— The fused quartz rod technique for transilluminating living internal organs in situ for microscopic study. Anat. Rec. **120**, 265—275 (1954).

— Discussion. Angiology **6**, 363—368 (1955).

Koboth, I.: Über das Gitterfasergerüst der roten Milzpulpa mit einem Beitrag zu ihrer Gefäßstruktur und Blutdurchströmung. Beitr. path. Anat. **103**, 11—29 (1939).

Kölliker, A.: Spleen. In: Todd's cyclopaedia of anatomy and physiology, vol. 4, p. 771—800. London: Longman, Brown, Green, Longmans and Roberts 1847—1849.

— Die Nerven der Milz. Sitzber. Physik.-med. Ges. Würzburg 1852.

— Handbuch der Gewebelehre des Menschen. Für Ärzte und Studierende. Leipzig: W. Engelmann 1867; 2. Aufl. 1885.

— Über die Nerven der Milz und der Nieren und über Gallencapillaren. Münch. med. Wschr. **40**, 96 (1893).

Kretschmer, E.: Körperbau und Charakter, 23./24. Aufl. Berlin-Göttingen-Heidelberg: Springer 1961.
— Medizinische Psychologie, 12. Aufl. Stuttgart: Georg Thieme 1963.
Krumbhaar, E. B.: Functions of the spleen. Physiol. Rev. 6, 160—200 (1926).
Kudlien, F.: Der Beginn des medizinischen Denkens bei den Griechen. Zürich-Stuttgart: Artemis 1967.
— Persönliche Mitteilung. 1969.
Kühnau, J.: Biochemie der Milz. In: Leber und Milz, 4. Lebertagg d. Sozialmed., Bad Mergentheim, 15.—17. Okt. 1965, hrsg. von L. Wannagat, S. 40—48. Stuttgart: Georg Thieme 1967.
Kyes, P.: The spleen. In: Cowdry's special cytology, 1st ed., p. 537. New York: B. P. Hoeber 1928.
Laguesse, E.: Recherches sur le développement de la rate chez les poissons. J. Anat. (Paris) 26, 345 (1890).
— Le tissu splénique et son développement. Anat. Anz. 6, 131—143 (1891).
Lanz, T. V.: Siegfried Mollier. Anat. Anz. 106, 130—143 (1959).
Lauda, E.: Die normale und pathologische Physiologie der Milz. Berlin-Wien: Urban & Schwarzenberg 1933.
— Die Milz — ein inkretorisches Organ. Bibl. haemat. (Basel) 3, 3—21 (1891).
— Rezek, Ph.: Milz. In: Anatomie und Pathologie der Spontanerkrankungen der kleinen Laboratoriumstiere, hrsg. von R. Jaffé, S. 231—254. Berlin: Springer 1931.
Leibetseder, F.: Über Erfahrungen mit der Milzexstirpation in der internen Klinik. Bibl. haemat. (Basel) 3, 79—91 (1955).
Lerner, R.: Anatomie und Physiologie der Milz bei Marcello Malpighi (1628—1694). Inaug.-Diss. Würzburg 1957.
— Albert von Kölliker, 1817—1905. In: Geschichte der Mikroskopie, hrsg. von H. Freund u. A. Berg, Bd. II Medizin, S. 200—213. Frankfurt: Umschau-Verlag 1964.
Letterer, E.: Allgemeine Pathologie. Stuttgart: Georg Thieme 1959.
Leydig, F.: Lehrbuch der Histologie des Menschen und der Thiere. Hamm: G. Grote 1857.
Lill, G.: Indikationen zur Splenektomie. Med. Inaug.-Diss. Köln 1969.
Lubarsch, O.: Pathologische Anatomie der Milz. In: Handbuch der speziellen pathologischen Anatomie und Histologie, hrsg. von F. Henke und O. Lubarsch, Bd. 1, Tl. 2, S. 373—748. Berlin: Springer 1927.
Lüth: Buchbesprechung (betr. Kudlien, F.: Der Beginn des medizinischen Denkens bei den Griechen. Zürich-Stuttgart: Artemis 1967). Dtsch. Ärztebl. 66/4 (1969).
MacKenzie, D. W., Whipple, A. O., Wintersteiner, M. P.: Studies on the microscopic anatomy and physiology of living transilluminated mammalian spleens. Amer. J. Anat. 68, 397—456 (1941).
Mahlenbrey, K.: Anatomie und Physiologie der Milz im 19. Jahrhundert. Med. Diss. Würzburg 1959.
Mall, F.: The lobule of the spleen. Bull. Johns Hopk. Hosp. 3, 218 (1898).
— The architecture and blood vessels of the dog's spleen. Z. Morph. Anthrop. 2, 1—42 (1900).
— On the circulation through the pulp of the dog's spleen. Amer. J. Anat. 2, 315—332 (1903).
May, M. T.: Galen on the usefulness of the parts of the body. Translated from the greek with an introduction and commentary. Ithaca, New York: Cornell University Press 1968.
McNee, J. M.: The spleen: its structure, functions and diseases. Lancet 1931 I, 951—957; 1009—1014; 1063—1070.
Merkel, F.: Das Mikroskop und seine Anwendung. Naturkräfte, Bd. 14. München: R. Oldenbourg 1875.
Meurer, A.: Wer mich nehmen mag und lesen . . . wird an kranker Milz genesen. Von Kalendern und Kalendermachern. Pille 1969, Nr XII.
Meyer-Steineg, Th.: Primitive Medizin. Medizin des alten Orients und des klassischen Altertums bis Galenos. In: Geschichte der Medizin im Überblick mit Abbildungen von Th. Meyer-Steineg und K. Sudhoff, 3. Aufl., I. Teil, S. 1—142. Jena: Gustav Fischer 1928.
Mislin, H.: Zur Funktionsanalyse des Hilfsherzens (Vena portae) der weißen Maus (Mus musculus f. alba). Rev. suisse Zool. 70, 317—331 (1963).

Mollier, S.: Über den Bau der Milz. S.-B. Ges. Morph. u. Physiol. München 1909, S. 1—10.
— Über den Bau der capillaren Milzvenen (Milzsinus). Eine kritische Studie und eigene Beobachtungen. Arch. mikr. Anat. **76**, 608—657 (1911).
Motulsky, A. G., Casserd, F., Giblett, E. R., Broun, G. O., jr., Finch, C. A.: Anemia and the spleen. New Engl. J. Med. **259**, 1164—1169 (1958).
Müller, W.: Über den feineren Bau der Milz. Leipzig-Heidelberg 1865.
— Milz. In: Handbuch der Lehre von den Geweben, hrsg. von S. Stricker, Bd. I, S. 251—262. Leipzig: W. Engelmann 1871.
Naegeli, Th.: Milz. In: Pathologische Physiologie chirurgischer Erkrankungen. Berlin: Springer 1938.
Ocken, H.: Mikroskopische Untersuchungen über die marklosen Nervenfasern der Milz. 1875. Zit. n. Harting (1944/1952).
Oeller, H.: Lymphdrüsen und lymphatisches System. In: Handbuch der normalen und pathologischen Physiologie, hrsg. von A. Bethe, G. Embden, G. v. Bergmann u. A. Ellinger, Bd. VI, Tl. 2, S. 995—1109. Berlin: Springer 1928.
O'Malley, C. D.: Andreas Vesalius of Brussels 1514—1564. Berkeley-Los Angeles: University of California Press; London: Cambridge University Press 1964.
Orth, J.: Cursus der normalen Histologie zur Einführung in den Gebrauch des Mikroskopes sowie in das practische Studium der Gewebelehre, 5. Aufl. Berlin: A. Hirschwald 1888.
Pagel, W.: Das medizinische Weltbild des Paracelsus. Seine Zusammenhänge mit Neuplatonismus und Gnosis. In: Kosmosophie, hrsg. von K. Goldammer, Bd. I, S. 1—160. Wiesbaden: Franz Steiner 1962.
— William Harveys Biological Ideas. Basel-New York: Karger 1967.
Patel, J.: Chirurgie de la rate. Paris: Masson & Cie 1955.
Pearce, R. M., Krumbhaar, J. B., Frazier, C. H.: Spleen and anemia. Philadelphia: J. B. Lippincott 1918.
Peck, H. M., Hoerr, N. L.: The intermediary circulation in the red pulp of the mouse spleen. Anat. Rec. **109**, 447—477 (1951a).
— The effect of environmental temperature changes on the circulation of the mouse spleen. Anat. Rec. **109**, 479—493 (1951b).
Perla, D., Marmorston, J.: The spleen and resistance. London: Baillière, Tindall & Cox 1935.
Pictet, R., Orci, L., Forssmann, W. G., Girardier, L.: An electron microscope study of the perfusion-fixed spleen. I. The splenic circulation and the RES concept. Z. Zellforsch. **96**, 372—399 (1969).
Putscher, M.: Persönliche Mitteilung. 1968a.
— Über Träume. Düsseldorfer Arbeiten z. Geschichte d. Medizin, Beih. 1 (Katner-Festschrift), 121—145 (1968b).
Retzius, G.: Zur Kenntnis der Nerven der Milz und der Niere. Biol. Unters., N. F. **3**, 53—56 (1892).
Richet, Ch.: La rate, organe utile, non nécessaire. C. R. Acad. Sci. (Paris) **176**, 1026 (1923).
Röhrich, H.: In memoriam Robert Herrlinger. Anat. Anz. **123**, 573—575 (1968).
Rolshoven, E.: Zur Problematik der Vena portae. Verh. Anat. Ges., 54. Verslg 1957. Erg.-H. Anat. Anz. **104**, 108—113 (1957).
Rotter, W., Büngeler, W.: Blut und blutbildende Organe. In: E. Kaufmann, Lehrbuch der speziellen pathologischen Anatomie, 11. u. 12. Aufl., hrsg. von M. Staemmler, Bd. 1, 1. Hälfte, S. 414—834. Berlin: Walter de Gruyter 1955.
Rothschuh, K. E.: Entwicklungsgeschichte physiologischer Probleme in Tabellenform. München-Berlin: Urban & Schwarzenberg 1952.
Roy, C. S.: On the physiology and pathology of the spleen. J. Physiol. (Lond.) **3**, 203—231 (1882).
Schaefer, E. A., Moore, B.: On the contractility and innervation of the spleen. J. Physiol. (Lond.) **20**, 1—50 (1896).
Scheidegger, E.: Die Pathologie des Paracelsus. Nova Acta Paracelsica **3**, 49—76 (1946).
Schliephake, E.: Die Milz als hormonales Organ. Dtsch. Arch. klin. Med. **172**, 523—538 (1932).
— Die Milz als Regulier- und Abwehrorgan. Bibl. haemat. (Basel) **3**, 49—52 (1955a).
— Die Milz, ein Regulator und Ausgleichsorgan im Stoffwechsel. Med. heute **4**, 136—138 (1955b).
— Die Milz als Ausgleichs- und Schutzorgan. Neue Rdsch. Proph. Diagn. u. Ther. (1964).

Schmelzer, W.: Zum Bau der Milz. Übersichtsbilder von Hülsenarterien und Lymphknötchen durch Isolierung ganzer Arterienbäumchen mittels Walk-Verfahren. Z. Zellforsch. **24**, 303—311 (1936).

Schmid, M.: Der Weg zu Harvey. S.-B. phys.-med. Soz. Erlangen **79**, 66—101 (1958).

Schmincke, A.: Über die normale und pathologische Physiologie der Milz. Münch. med. Wschr. **1916**, 1005—1009.

— Methoden zur morphologischen Untersuchung der Milz. In: Handbuch der biologischen Arbeitsmethoden, hrsg. von E. Abderhalden, Abt. VIII, Tl. 1, S. 599—634. Berlin-Wien: Urban & Schwarzenberg 1921.

Schöner, E.: Das Viererschema in der antiken Humoralpathologie. Sudhoffs Arch. f. Gesch. d. Med. u. d. Naturwiss. Beih. 4 (1964).

Schumacher, J.: Die Anfänge der abendländischen Medizin bei den Griechen. 1965. Zit. n. Lüth (1969).

Schweigger-Seidel, F.: Untersuchungen über die Milz. Arch. path. Anat. Physiol. **23**, 526—570 (1862).

— Untersuchungen über die Milz. Arch. path. Anat. Physiol. **27**, 460—504 (1863).

Siegel, R. E.: Galen's system of physiology and medicine. Basel-New York: S. Karger 1968.

Simon: Die Exstirpation der Milz. Med. Diss. Gießen 1857.

Singer, Ch.: A short history of anatomy from the Greeks to Harvey. New York: Dover Publ. Inc. 1957.

Skramlik, E. v.: Die Milz. Mit besonderer Berücksichtigung des vergleichenden Standpunktes. Ergebn. Biol. **2**, 505—554 (1927).

Sobotta, J.: Anatomie der Milz. In: Handbuch der Anatomie, hrsg. von K. v. Bardeleben, Bd. 3, Abt. 4, Anh., S. 281—328. Jena: Gustav Fischer 1914.

Starkenstein, E.: Der Kreislauf des Eisens im Organismus. Naturwissenschaften **18**, 875—879 (1930).

Stöhr, Ph., jr.: Die peripherischen Anteile des vegetativen Nervensystems. In: Handbuch der mikroskopischen Anatomie des Menschen, hrsg. von W. v. Möllendorff, Bd. IV, Tl. 1, S. 265—447. Berlin: Springer 1928.

— Mikroskopische Anatomie des vegetativen Nervensystems. In: Handbuch der mikroskopischen Anatomie des Menschen, hrsg. von W. Bargmann, Bd. IV, Tl. 5, S. 1—678. Berlin-Göttingen-Heidelberg: Springer 1957.

Streicher, H. J.: Chirurgie der Milz. Ihre pathologischen Grundlagen und ihre Ergebnisse. In: Ergebnisse der Chirurgie und Orthopädie, hrsg. v. K. H. Bauer und A. Brunner, Bd. 42, S. 392—568. Berlin-Göttingen-Heidelberg: Springer 1959.

— Chirurgie der Milz. Berlin-Göttingen-Heidelberg: Springer 1961.

Sudhoff, K.: Ein Beitrag zur Geschichte der Anatomie im Mittelalter. Leipzig: J. A. Barth 1908 (Studien zur Geschichte der Medizin 4).

Tempka, T.: Physiologie der Milz. In: Handbuch der gesamten Hämatologie, hrsg. von L. Heilmeyer und A. Hittmair, Bd. 1, Tl. 1, S. 413—424. München-Berlin-Wien: Urban & Schwarzenberg 1957.

Thoma, R.: Der normale Blutstrom und die venöse Stauung in der Milz. Virchows Arch. path. Anat. **249**, 100—117 (1924).

Tischendorf, F.: Beobachtungen über die feinere Innervation der Säugermilz. Anatomentagung Bonn 1947. Ärztl. Wschr. **3**, 380 u. Klin. Wschr. **26**, 125 (1948a).

— Beobachtungen über die feinere Innervation der Milz (Habil.-Schr.). Köln: Universitätsverlag Balduin Pick 1948b.

— Milz. In: Handbuch der Zoologie, hrsg. von J.-G. Helmcke und H. v. Lengerken, Bd. VIII, Tl. 5 (2), S. 1—32. Berlin: Walter de Gruyter 1956a.

— Zur Methodik kombinierter angio- und cytoarchitektonischer Organstudien. (Nach Untersuchungen an der menschlichen Milz.) Photogr. u. Wissensch. **5**, 15—20 (1956b).

— Die Innervation der Säugermilz. Ein Beitrag zur neurohistologischen Analyse funktioneller Organstrukturen. Biol. lat. (Milano) **9**, 307—342 (1956c).

— Neue Beobachtungen zur Frage der arteriellen Endigungen in der menschlichen Milz. (Vorläufige Mitteilung.) Anat. Anz. **103**, 437—442 (1956d).

— Zur Morphologie der Milz. Wissensch. Beibl. z. Mat. Med. Nordmark Nr 31, 1—26 (1958).

— Untersuchungen über die terminale Strombahn im Bereiche der Pars subcapsularis der menschlichen Milz. Z. Zellforsch. **50**, 369—414 (1959).

Tischendorf, F.: Vitalmikroskopie und terminale Strombahn. Mit besonderer Berücksichtigung der „transparent chamber"- und „quartz rod illumination"-Methode. Z. wiss. Mikr. **64**, 336—355 (1960).
— Considerazioni sul circulo terminale nella milza umana. Biochim. e Biol. sper. **1**, 21—25 (1961a).
— The connection of arterial capillaries with sinuses in the zona subcapsularis and interfollicularis of the human spleen (Abstr.). Anat. Rec. **139**, 322 (1961b).
— Die Milz. In: Handbuch der mikroskopischen Anatomie des Menschen, hrsg. von W. Bargmann, Bd. VI, Tl. 6, S. 1—968. Berlin-Heidelberg-New York: Springer 1969.
Tomsa, W.: Die Lymphwege der Milz. S.-B. Akad. Wiss. Wien III/48, 652—667 (1863).
Vercellana, G.: La fisiologia della milza. Milano: Serafino & Belfanti 1940.
Vogel, Cl.: Zur Entstehung der hippokratischen Viersäftelehre. Diss. phil. Marburg 1956.
Volkmann, H.: Medizinische Terminologie, 35. Aufl. München-Berlin: Urban & Schwarzenberg 1951.
Wannagat, L.: Zur Pathophysiologie der Menschenmilz. In: Leber und Milz, 4. Lebertagg d. Sozialmed., Bad Mergentheim, 15.—17. Okt. 1965, hrsg. von L. Wannagat, S. 55—70. Stuttgart: Georg Thieme 1967.
Weidenreich, F.: Das Gefäßsystem der menschlichen Milz. Arch. mikr. Anat. **58**, 247—376 (1901a).
— Geschlossene oder offene Blutbahn der Milz? Anat. Anz. **20**, 204—206 (1901b).
— Zur Milzfrage. Anat. Anz. **22**, 260—267 (1903).
— Allgemeine Morphologie des Gefäßsystems. In: Handbuch der vergleichenden Anatomie der Wirbeltiere, hrsg. von L. Bolk, E. Göppert, E. Kallius und W. Lubosch, Bd. 6, S. 375—450. Berlin-Wien: Urban & Schwarzenberg 1933.
Weinreich, J.: Indikation zur Splenektomie und deren Auswirkungen auf chronische Lebererkrankungen unter besonderer Berücksichtigung des Banti-Syndromes. In: Leber und Milz, 4. Lebertagg d. Sozialmed., Bad Mergentheim, 15.—17. Okt. 1965, hrsg. von L. Wannagat, S. 85—96. Stuttgart: Georg Thieme 1967.
Weissbecker, L.: Leber und Milz aus der Sicht des Endokrinologen. In: Leber und Milz, 4. Lebertagg d. Sozialmed., Bad Mergentheim, 15.—17. Okt. 1965, hrsg. von L. Wannagat, S. 116—123. Stuttgart: Georg Thieme 1967.
Wetzel, G.: Die blutbildenden Organe. In: Handbuch der Anatomie des Kindes, hrsg. von G. Wetzel, Bd. I, S. 171—190. München: J. F. Bergmann 1938.
Williams, R. G.: The microscopic structure and behavior of the spleen autografts in rabbits. Amer. J. Anat. **87**, 459—503 (1950).
Wolf-Heidegger, G., Cetto, A. M.: Die anatomische Sektion in bildlicher Darstellung. Basel-New York: Karger 1967.
Woronin, A.: Eine neue histologische Methode. Arbeiten aus d. therapeut. Klinik von P. M. Popoff, Moskau 1898.
Yoffey, J. M., Courtice, F. C.: Lymphatics, lymph and lymphoid tissue. London: Arnold 1956.
Zambeccari: Experimento intorno le diverse viscere tagliate a diversi animali viventi. Firenze 1680.
Zesas, D. G.: Über Exstirpation der Milz an Menschen und Tieren. Langenbecks Arch. klin. Chir. **28**, 157—178 (1883).

Namenverzeichnis

Nicht speziell auf die Milzforschung bezügliche Namen wurden ebenso weggelassen wie die allgemein bekannter geschichtlicher Persönlichkeiten.

Die gewöhnlich gesetzten Seitenzahlen verweisen auf den Text, die kursiven auf das Literaturverzeichnis (soweit der Name dort aufgeführt ist).

Adelmann, G. 46, *51*
Aegineta, P. 11
Alberti, S. 16
Aretaeus 11
Artaud 30
Arvy, L. 34, 46, 49, 50, *51*
Aschkenazy 34
Aschoff, L. 49, *51*

Bannwarth, W. 43, 45, *51*
Banti 46
Barcroft, J. 28, 34, 45, 50, *51*
Bartholin, Th. (Bartholinus d. Ä.) 17, 26
Bartholinus, C. (Bartholinus d. J.) 24, 26
Basler 42
Benhamou, E. 49, *51*
Bennett, G. A., s. Hartmann, A. 20, 33, *53*
Bennett, H. 34
Bessel, Hagen 46
Bessis, M. 49, *51*
Bichat, F. X. 30
Billroth, Th. 34, 36, 39—43, 45, 49, *51*
Binet, L. 49, *51*
Bingen, H. v. 10
Björkman, S. E. 22, 41, *51*
Blancard, St. 24
Blasius 26
Blaustein, A. 49, *51*
Boë, Fr. dele (Sylvius) 21, 26
Boeckel, J. 16
Boerhave, H. 24, 27
Boessneck, J., s. Grau, H. 49, *52*
Bohn, J. 21
Booz, K. H. 28, *51*
Bradham 46
Braunfels-Esche, S. 11, *51*
Broun, G. O. jr., s. Motulsky, A. G. 48, *57*
Büngeler, W., s. Rotter, W. 16, 28, 49, *57*
Burcell, J. 27

Casserd, F., s. Motulsky, A. G. 48, *57*
Celsus 13
Cohrs, P., Schulz, L.-Cl. 49, *51*
Colombo, R. 16
Courtice, F. C., s. Yoffey, J. M. 49, *59*
Credé, G. 46, *51*
Cremer, J., Schleiblinger, W. 49, *51*
Creutz, R., Steudel, J. 10, *52*
Crisp, E. 33
Curri, S. B. 49

Dameshek, W., Welch, C. St. 49, *52*
Döllinger, I. 29, 30
Dolgo-Saburoff, B. A. 46, *52*
Drelincourt, Ch. 5, 26
Du Bois-Reymond 37

Ebner, V. v. 42, 45, 48, 49, *52*
Ecker, A. 45, *52*
Englert, L. 11, 14, *52*
Ephesius, R. 11
Eppinger, H. 16, 49, 50, *52*
Esquirol, J. E. D. 11
Estienne, Ch. (Stephanus, C.) 8, 11, 12
Ewerbeck, H. 28, *52*

Faller, A. 19, 24, *52*
Ferrerius 45
Fernel, J. 16
Ficinus, M. 10
Finch, C. A., s. Motulsky, A. G. 48, *57*
Fioravanti 45
Fischer, J. 16, *52*
Fischer, W. 49, *52*
Fludd, R. 15
Forssmann, W. G., s. Pictet, R. 48, *57*
Frazier, C. H., s. Pearce, R. M. 49, *57*
Frey, H. 36, 38, 41, *52*
Frömig 28
Fuchs, L. 10

Galen (Galenos) 6, 8—14
Gelin, G. 34, 41, 49, *52*
Gerlach, J. 34
Giblett, E. R., s. Motulsky, A. G. 48, *57*
Gieseler, H. J. 46, *52*
Giesker, J. C. H. 6, 19, 28, 30, 31
Girardier, L., s. Pictet, R. 48, *57*,
Glisson, Fr. 19, 21
Goinard, P. 49, *52*
Good, R. A., s. Kalpaktsoglou, P. K. 12, *55*
Gorlitzer v. Mundy, V. 46, *52*
Grau, H., Boessneck, J. 49, *52*
Gray, H. 6, 32, 33, 41, 42, *52*
Grohé, Fr. 39, 42
Guidi, G. 16
Guillery, H. 28, *52*

Hagen, s. Bessel 46
Haller, A. v. 12, 14, 24, 27
Harting, K. 45, *53*
Hartmann, A. 48—50, *53*
— Bennet, G. A. 20, 33, *53*
Hausmann, M. 29, 49, *53*
Havers, Cl. 24
Heilmeyer, L. 12, 16, 28, 46, *53*
Heinemann, K. 26, *53*
Heister, L. 24, 27, 28
Hellman, T. 24, *53*
Helly, K. 43, 47, 50, *53*
Henle, J. 31, 38, 41, 46, *53*
Henschen, C. 42, 49, *53*
— Reissinger, H. 42, *53*
Henschen, F. 49, *53*
Herrath, E. v. 13, 42, 45, 48—50, *53*, *54*
Herrlinger, R. 5, 7—10, 12—17, 20—26, 28—34, 39, 41, 47—50, *54*
— Kudlien, F. 5, *54*
Hewson 45
Heyn, B. 49, *54*
Highmore, N. 18, 19, 21
Hildebrandt, G. Fr. 24, 28
Hinsberg, K., Wedekind, Th. 49, *54*

Hirschfeld, H.   49, *54*
— Mühsam, R.   6, 10, 17, 37, 45, 49, *54*
Hittmair, A.   46, 49, *54*
Hodgkin, Th.   28
Hoepke, H.   34, 49, 50, *54*, *55*
Hoerr, N. L., s. Peck, H. M.   48, 49, *57*
Hoffmann, Fr.   10
Hofmann, C.   16
Hofmeier, H.   6, 9, 10, 11, 14, 18, 20, 24, *55*
Holländer, E.   9, *55*
Hoyer, H.   43, 45, 46, *55*
Hueck, W.   43, 49, 50, *55*
Hundt, M.   11
Hyrtl, J.   8, 28, *55*

Illig, L.   18, *55*
Introzzi, P.   49, *55*

Jäger, E.   34, *55*
Janosik, J.   48, *55*
Jansen, H. H.   16, *55*
Jung, G. S.   20

Kahn   46
Kalpaktsoglou, P. K., Yunis, E. J., Good, R. A.   12, *55*
Katznelson   46
Key, A.   42, 45
Klemperer, P.   41, 42, 49, *55*
Klibansky, R., Panofsky, E., Saxl, F.   7, *55*
Knisely, M. H.   48—50, *55*
Koboth, I.   48, *55*
Kölliker, A.   34, 35, 41—43, 45, 48, 49, *55*
Kraus, F.   37
Kretschmer, E.   11, *56*
Krumbhaar, E. B.   49, *56*
Krumbhaar, J. B., s. Pearce, R. M.   49, *57*
Kudlien, F.   5, 6, 12, *56*
— s. Herrlinger, R.   5, *54*
Kühnau, J.   12, 30, 46, *56*
v. Kupffer   45
Kyes, P.   49, *56*

Labaree   46
Laguesse, E.   45, *56*
Landois, L.   37
Langenbuch   46
Langenbeck, C. J. M.   28
Lanz, T. v.   48, *56*
Lauda, E.   46, 49, *56*
Lauda, E., Rezek, Ph.   49, *56*
Leibetseder, F.   45, *56*

Lerner, R.   5—7, 9, 13, 14, 16, 18, 19, 21—23, 26, 41, *56*
Leydig, F.   33, 34, 37, 38, 43, *56*
Lill, G.   45, *56*
Lucas   46
Lubarsch, O.   49, *56*

MacKenzie, D. W., Whipple, A. O., Wintersteiner, M. P.   11, *56*
Mahlenbrey, K.   5, 29, *56*
Mall, F.   45, *56*
Malpighi, M.   17—24, 26—28, 33, 49
Marmorston, J., s. Perla, D.   49, *57*
McNee, J. M.   49, *56*
Metschnikoff, E.   34
Meurer, A.   24, *56*
Micheli   46
Miescher, F.   28
Mislin, H.   28, *56*
Mollier, S.   48, 50, *57*
Moore, B., s. Schaefer, E. A.   37, *57*
Morgagni   26
Motulsky, A. G., Casserd, F., Giblett, E. R., Broun, G. O. jr., Finch, C. A.   48, *57*
Mühsam, R., s. Hirschfeld, H.   6, 10, 17, 37, 45, 49, *54*
Müller, J.   31, 32, 33, 37
Müller, W.   38, 41, 42, 43, 45, *57*
Munnicks   26
Mundinus (Mondino)   9

Naegeli, Th.   49, *57*
Nuck   26

Ocken, H.   45, *57*
Oeller, H.   49, *57*
Oken, L.   29, 30
Orci, L., s. Pictet, R.   48, *57*
Orth, J.   43, *57*

Panofsky, E., s. Klibansky, R.   7, *55*
Patel, J.   49, *57*
Pearce, R. M., Krumbhaar, J. B., Frazier, C. H.   49, *57*
Peck, H. M., Hoerr, N. L.   48, 49, *57*
Perla, D., Marmorston, J.   49, *57*

Pictet, R., Orci, L., Forssmann, W. G., Girardier, L.   48, *57*
Plinius (d. Ältere)   6, 9, 13
Prochaska, G.   27
Putscher, M.   12, 14, *57*

Reisinger, H., s. Henschen, C.   42, *53*
Retzius, G.   45, *57*
Rezek, Ph., s. Lauda, E.   49, *56*
Richet, Ch.   46, *57*
Riolan, d. J., J.   9, 17
Rivierius, St. (de la Rivière, J.)   11
Rolshoven, E.   28, *57*
Rotter, W., Büngeler, W.   16, 28, 49, *57*
Roy, C. S.   28, 37, *57*
Rush, B.   28
Ruysch, F.   23—25, 34

Sammonicus, S.   10
Sanders, W.   32
Saxl, F., s. Klibansky, R.   7, *55*
Schaefer, E. A., Moore, B.   37, *57*
Scheidegger, E.   13, *57*
Schelhammer, G. Chr.   27, 28
Schenk, J. Th.   26
Schleiblinger, W., s. Cremer, J.   49, *51*
Schliephake, E.   46, *57*
Schloffer   46
Schmelzer, W.   34, *58*
Schmincke, A.   49, *58*
Schöner, E.   5, 7, 8, *58*
Schulz, L.-Cl., s. Cohrs, P.   49, *51*
v. Schumacher   45
Schweigger-Seidel, F.   34, 38, 41—43, 45, *58*
Simon   45, *58*
Skramlik, E. v.   49, *58*
Sobotta, J.   45, 48—50, *58*
Starkenstein, E.   13, *58*
Steinheim, S. L.   6, 7
Stieda   42
Stinstra, G.   34
Stöhr, Ph. jr.   45, *58*
Streicher, H. J.   17, 46, 49, *58*
Steudel, J., s. Creutz, R.   10, *52*
Stukeley, W.   10
Sudhoff, K.   11, *58*

Teichmann 45
Tempka, T. 49, *58*
Thoma, R. 48, *58*
Tilling, M. 26
Tischendorf, F. 9, 18, 20, 26,
  28, 29, 34, 41, 42, 45—50,
  58, 59
Toldt 45
Tomsa, W. 45, *59*

Ulmus, F. 16

Valthusius, L. 26
Van den Spieghel, A. 16, 18,
  21
van Diemenbroeck, Y. 26
van Leeuwenhoek, A. 20, 24,
  26
Vercellana, G. 49, *59*
Vermeyen 26
Vesal (Vesalius), A. 14—16

Vesling, J. 18
Viard 45
Vieussens, R. 28
Virchow, R. 13, 34
Vogel, Cl. 6, *59*
Vulpius 46

Wale, J. de (Walaeus) 17, 18
Wannagat, L. 16, *59*
Weber, C. J. 11
Weber, H. 30
Wedekind, Th., s. Hinsberg, K.
  49, *54*
Weidenreich, F. 46—50, *59*
Weinreich, J. 16, *59*
Weissbecker, L. 46, *59*
Welch, C. St., s. Dameshek, W.
  49, *52*
Wetzel, G. 49, *59*
Wharton, Th. 19

Whipple, A. O., s. MacKenzie,
  D. W. 11, *56*
Wilbrand, J. B. 29, 30
Williams, R. G. 41, *59*
Winslow, J. B. 24, 26—28
Wintersteiner, M. P., s.
  MacKenzie, D. W. 11, *56*
Wittstein 10
Wolff, Chr. 27
Woronin, A. 46, *59*
Würtz, F. 8

Yoffey, J. M., Courtice, F. C.
  49, *59*
Yunis, E. J., s. Kalpaktsoglou,
  P. K. 12, *55*

Zambeccari 21, *59*
Zaccarelli 45
Zesas, D. G. 46, *59*
Zvinger, Th. 10

Sachverzeichnis

Das gesuchte Stichwort kann auch als Compositum von „Milz" auftreten.

A. gastro-epiploica sinistra
  30
A. lienalis 17, 18, 19, 28, 30,
  42, 46
Anatomie, Galensche 12 ff.
—, Vesalsche 14 ff.
arterielle Endigungen 23
Arterienenden der mensch-
  lichen Milz 36
Arterienscheide 44

Balken 35, 36
Balkenvenen 23
Barockmedizin 13
Begleitnerven 19
Beziehungen zu den endo-
  krinen Organen 46
— zum Knochenmark 46
— zum portalen Kreislauf 46
„bilis atra" 13
Blutbahn, arterielle 22, 48
—, geordnete 43
—, geschlossene 31, 43, 49
—, offene 22, 43, 47 ff.
—, ungeordnete 43
—, Übergangsbereich zwischen
  arterieller und venöser 28
—, venöse 48
Blutbildung 7, 32
Blutlymphdrüse 39
Blutspeicherbegriff 26
Blutspeicherfunktion 28, 50

Capillaren, arterielle 41,
  47 ff., 49
—, venöse, Wand der 48
Capillarendigungen, „freie"
  und „blinde" 48
Capillarhülsen 43—45
Capillar-Kurzschlüsse
  („shunts") 49
Capillarmündungen, direkte,
  und freie Endigungen 48
„Cellulae" („Cavernulae")
  13, 21, 24, 31, 33
Corpuscula lienalia 27

Dreisäftelehre 5
Durchspülung 20
—, Methoden 30
Dyssplenie 46

Einmündung der Milzcapillaren
  in die Venen 41
Eisenstoffwechsel 13
Eklektizismus 11
Elektronenmikroskopie 50
Elementenlehre,
  empedokleische 5
Empiriker 9
Endbäumchen, arterielle 48
Endcapillaren, arterielle 33,
  41, 48

Endverzweigungen 25
—, arterielle 32
Erythrocytenabbau 34
Erythrocytenzahl, lienale
  Regulation 46
Erythrophagen 34
Experimentalphysiologie 50

„Fasern" 9
Faser- u. Balkengerüst 20 ff.
„Fermentatio sanguinis" 19,
  26
„Fibrae" 18, 21
„Fibrae nervosae" 19
Follikel 27, 38
Follikelarterie 49
Funktionsanalyse, moderne
  50

Galenismus 17, 18
—, Einbruch der Vesalschen
  Anatomie in den 17
Galle, Absonderung 30
—, dunkle 6, 10 ff., 16
—, —, Abgabe in den Magen
  11
—, schwarze 6 ff., 13
Gallebildung 27
Galvanisten 30
Gefäßbaum, arterieller 25
Gefäßinjektionen 19, 34, 41,
  48

Gefäße und Trabekel 21
Gefäßscheiden 37
Gefäßstiel der Milz, Ligatur 46
Geschichte des Mikroskops 20
Gleichgewichtshypothese (-lehre) 9

Harveysche Kreislauflehre 18
Heilkunde, mittelalterliche 13
Hippokratismus 17
Humanismus 14
Humorallehre 13
—, Viererschema in der antiken und mittelalterlichen 8
Humoralpathologie 5, 6
Hypersplenie 46
Hypochondrie 10ff.

Iatrochemiker 13
Iatrophysiker 13
Injektionsmethoden 30
Injektionspräparate 23ff.
intermittierende Staudruckspülung 46

Kapsel 14, 18, 21, 22, 39
—, Peritonealüberzug 18
Kapsellymphgefäße 45
Kardinalorgane, vier 7
Knötchenrandzone, Capillaren der 49
Körperchen (Malpighi) 21ff., 24, 26, 28, 31ff., 44, 49
— —, Capillarnetz 34, 44
— —, radiäre Zuordnung der Milzsinus 53
— —, topographische Anordnung 33
Kreislauf, intermediärer 48
—, offener 41
—, geschlossener 41, 47
Kuriositäten (Mißbildungen) 8

Lebendbeobachtung 41, 48f.
— mit dem Quarzstabmikroskop 50
Leber und Milz 7, 9, 11, 16
— —, Analogie 16ff.
Leukocytenzahl, lienale Regulation 46
Lymphgefäße der Milz 19, 22, 27, 30, 45
Lymphgefäßversorgung der verschiedenen Säugermilzen 45

Lymphfollikel 33, 44
Lymphoblasten 34
Lymphocyten 31
Lymphscheide 31, 32, 33

Malaria 9, 14
Malpighis anatomische Technik 19
Medizin, abendländische des Hoch- und Spätmittelalters 14
—, alexandrinische 9
—, altägyptische 5
—, altchinesische 5
—, altamerikanische 5
—, altindische 5
—, altorientalische 5, 6
—, arabische 13
—, dogmatische Periode der hippokratischen 6
—, galenische 12, 13
—, griechisch-römische (antike) 11, 13
—, hellenistische 13
— der Renaissance 13ff.
—, vorhippokratische Periode der griechischen 6
—, Wiedergeburt der antiken Medizin im 16. Jh. 14
Melancholie (Melancholia) 6ff., 10ff., 15, 17, 26
mikroskopische Innervation 45
— Technik 34
Milz, Abfallprodukte 13
Milzabfluß, venöser 16
Milzader, galenisch-alexandrinische Vorstellung 12
„Milzader schlagen", die 8
Milz, Analogon zur Leber 16f.
—, Anatomie und Physiologie 16, 29
—, Antikörperbildung in der 46
Milzarterien 31, 42
—, Verzweigung 34
Milz, Arterien und Venen 18
—, Aufgabe 25
—, Ausfallserscheinungen nach Entfernung 45
—, Ausführungsgang in den Magen 15
Milzautotransplantat, Nachweis des geschlossenen Kreislaufs 41

Milz, Balancefunktion 9
—, Bau und Funktion 17, 26, 33, 50
—, Beurteilung im Corpus hippocraticum 7
—, bildliche Darstellung 9
Milzbiopsie 50
Milzbläschen (-follikel) 40, 42
Milzdekompensation, dynamische 28
Milz-„Diastole" 28
Milz, „dienstbarer Geist" der Leber 7
—, „elastisches Herz" des Pfortaderkreislaufs 28
—, Entstehung 9
—, Etymologie 9
—, Exstirpation 10, 16ff.
—, — am Menschen 45
Milzextrakte 31, 46
Milzforschung, biochemische 30f.
—, experimentelle 45
—, morphologisch orientierte 31
Milz, „Friedhof der roten Blutkörperchen" 34
—, Funktion 9, 15, 26, 28, 30, 37, 45
—, galenische Lehre 18
Milzgalle, in den Magen abgeschiedene scharfe 16
Milzgefäße, Unterbindung 18, 42
Milz, Gegengewicht zur Leber 12
—, Größendarstellung 14
—, hämodynamische Funktion 28
—, „Hepar minus" 16, 27
—, Hilfsorgan der Leber 24
Milzhormone 46
Milzhydrolysate 31
Milzhypertrophie 7
Milz in der Nosologie der Antike 7
Milz,„kämmerchen" 23ff., 27ff., 31
Milz, Kreislaufschema 49
—, lymphatisches System 16
— und Lymphdrüsen 38
—, Minutenblutvolumen 17
—, „Motor" des Pfortader-Kreislaufs 28
—, „mysterii plenum organon" 12
Milznerven 45

Milz, „organon risus" 10
Milzphysiologie 37
Milz, physiologische und
 pathologische Bedeutung
 6, 16
—, Problem 27, 29f.
Milzpulpa 23, 38, 44
—, Arbeitsteilung 48
—, rote und weiße 32
Milz, „Receptaculum melan-
 choliae" 17, 27
—, „— sanguinis" 27
Milzruptur 46
Milz„saft" 24
Milz„sekret" 26
Milz, Speicherfunktion 7
—, Stoffwechselorgan 50
—, Strahlenschutzwirkung 46
Milz„systole" 28
Milz, Topographie und makro-
 skopische Anatomie 19
—, trabeculäre Kammerung
 33
Milzvene 18, 25, 30
—, Endigungen 25
—, Inhalt (Blut der Milzvene)
 24, 30
Milzvenenplexus 40
Milzvolumen 30
—, Schwankungen 27
Milz, Zirkulationsorgan 50
Milzzufluß, arterieller 16

Nn. lienales 19, 21ff.
Normosplenie 46

Organtrias Leber-Milz-
 Knochenmark 46

Paracelsus' Stellung zur
 Säftelehre 7
„Parenchym"begriff 9
„Penicilli" 23, 25, 34, 46, 47
Pfortader, galenisch-alexan-
 drinische Vorstellung 12
Pfortaderkreislauf 18, 28
Phagocytoselehre 34
Plattenmodellierverfahren 33
pneumatische Schule 11
Pulpa, rote 21, 24, 27, 31,
 32, 34, 39, 46, 49
—, weiße 21, 24, 32f.
—, —, Vascularisation 34
Pulpareticulum, Übertritt
 roter und weißer Blut-
 körperchen 48

Pulpastränge (Billroth) 38,
 41, 43
Pulpavenen 18, 23

RES der Milz und der Leber
 16
Resektion, segmentgerechte
 46
Reticulum (Pulpa-R.) 36,
 42, 46ff.
—, intersinuöses 48
—, intervasculäres 41
—, perisinuöses 48

Sammelvenen 49
„sanguificatio" 17
Sinus 31, 33, 47, 48
—, cavernöse, Wandung 41
Sinusnetz 47
Sinusrhythmus 48
Sinuswand 48
Solidarbiologie und -patho-
 logie 11
„Spiritus animalis" 21
Spleen 10ff.
Splenektomie 9, 15, 21, 30,
 45, 46
— auf Grund verschiedener
 Indikationen 45
—, internistische Indikationen
 46
—, technische 46
—, vikariierende Verände-
 rungen anderer Organe 45
Splenomegalie 9, 13
—, chronisch-infektiöse 14
Splenologie 50
Splenoportographie 50
Stigmata Malphighii 22, 23,
 26
Strombahn, terminale 41,
 43, 48, 50
Strukturanalyse 50
„Succus melancholicus" 13,
 14, 19
„Succus nutricius" 19

Temperamente, klassische 7,
 10
Theorie des Empedokles von
 den vier Elementen bzw.
 den vier Primärqualitäten
 (Alkmaion) 6
Thrombocytenzahl, lienale
 Regulation 46
Tierexperimente 15, 20, 21

Trabekelsystem (-netz) 9,
 18—22, 24, 40
Tripus Halleri 42
Typenlehre 50

Untersuchung mit optischen
 Instrumenten 20

V. gastro-epiploica sinistra
 15, 16, 21
V. lienalis 11, 13, 15, 18f.,
 28, 30
—, Unterbindungs- und Kom-
 pressionsversuche 21
V. portae 28, 30
„Vas breve" 11, 12, 13, 16,
 21, 25
Vasa lienalia 11
Venenanfänge 33, 38
Venen, capillare 36, 39, 42
—, —, Wandung 41, 43
Venenkanäle, cavernöse 38
—, —, Anfänge 43
Venensinus, cavernöse 41
Verbindung von Arterien und
 Venen 22, 43
— von arteriellen Capillaren
 und Sinus 41, 42, 47, 48
Vertebratenmilz 29
—, Histogenese und Topo-
 graphie 29
—, Anschluß zu den Aver-
 tebraten 29
Verschlußmechanismen,
 alternierend tätige 49
Viererschema 7
— in der antiken und mittel-
 alterlichen Humorallehre
 8
Viersäftelehre (-theorie) 6ff.,
 10, 15, 17
Vitalmikroskopie 18
„Vor-Milz" 29
Vv. gastricae breves („short
 gastric veins") 11, 15

Wachsplattenrekonstruktion
 20
Woroninsche Milzspülung 48

Zupfpräparate 19
Zusammenhang der Capillaren
 und kleinsten Venen 42,
 43
— der Arterien und Venen
 43
— zwischen arteriellen und
 venösen Bahnen 48